U0110812

傳統民俗療法 10

神奇藥茶療法

安在峰・編著

品冠文化出版社

2

□神奇藥茶療法　序文

叢書總序

　　中國傳統醫學是千百年來歷代名醫智慧的結晶，是祛病健身、延年益壽取之不盡的大寶庫。對一些常見病，中國醫學積累了許多簡易有效的傳統療法。

　　本套「傳統民俗療法」叢書挖掘、整理、精編了散在於民間及各種醫書中的傳統療法，並用簡明的文字、清晰的圖解介紹給讀者，以便大家選用。

　　叢書包括《神奇刀療法》《神奇拍打療法》《神奇拔罐療法》《神奇艾灸療法》《神奇貼敷療法》《神奇薰洗療法》《神奇耳穴療法》《神奇指針療法》《神奇藥酒療法》《神奇藥茶療法》《神奇推拿療法》等。

　　希望叢書能給您和您的親人解除病痛，給您的家庭帶來幸福。

○傳統民俗療法⑩

4

□神奇藥茶療法　前言

前　言

　　藥茶是我國醫藥學文化寶庫中的一顆明珠，有著悠久的歷史和豐富的內容。長期以來，它在防病治病、養生健身、促進人民健康的衛生保健事業中，發揮了重大的作用。藥茶具有配製簡便、使用方便、療效顯著等優點，作爲一種別具特色的中藥劑型，頗受人們的重視，並被普遍選用。

　　爲了發掘中國醫藥學遺產，普及醫藥衛生知識，指導人們能寓藥於茶飲之中，既可飲茶止渴，又能治病防病，筆者查閱了大量文獻資料，再精心加工整理，比較分析，取精匯萃，務求實用，並結合臨床經驗，特編撰成本書。

　　全書共分上、下兩篇。上篇爲概述，簡略地介紹了藥茶的起源與發展、特點及作用、製備與飲法和注意事項等有關知識。下篇爲茶方，介紹了內科、外科、婦科、小兒科、五官科及養生保健茶方351首，從實用出發，分科論病，以病症統方，每方均按什麼茶（茶方名）、適用於患什麼病的患者使用（適用症）、配方是怎樣的（配方）、配方怎麼使用（用法）、用了有什麼樣功用效果（功效）

等進行敘述。在編寫中，力求通俗易懂，讀之則會，會之能用，用之生效。

由於筆者水平有限，書中難免有謬誤之處，希望廣大讀者批評指正。

編著者

目　錄

□神奇藥茶療法　上篇概述

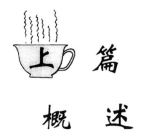

上篇 概述

第一節 藥茶的起源與發展

　　藥茶是中草藥或食物或茶葉，單味或多味配伍（復方），經過煎煮或沖泡，代茶飲用，以治療疾病或保健養生的飲劑。

　　藥茶療法是我國勞動人民在長期與疾病作對抗的實踐過程中，不斷總結、充實、發展而形成的獨具特色的治療方法，是中國醫學的重要組成部分。

　　我國是茶的故鄉，用茶有著悠久的歷史。據《史記・周本記》載，周武王伐紂時，參征的巴蜀等部落將茶葉作為貢品獻上。這說明早在西周開國前，就已用茶了。

　　春秋戰國時期，發現了茶有解毒治病的作用。我國現存最早的藥物學專著《神農本草經》中「神農嘗百草，一日遇七十二毒，得茶而解之」的記載，足以說明。

　　三國兩晉時期，飲茶形成習俗。東吳最後一個皇帝孫皓，在大宴上，因大臣韋曜不會喝酒，孫皓便密賜「茶荈」以代酒飲之。「荈」就是茶。晉代詩人張孟陽在他的「登成都樓」詩中有「芳茶冠六情，溢味播九區」。晉代孫楚的《出歌》中有「薑桂茶荈出巴蜀」之句，這都說明當時飲茶已成為風氣。

　　唐代不僅有了茶的專著，而且有較多用茶治病的論述，還出現了茶的新劑型。茶聖陸羽著有我國最早的茶葉專著《茶經》，對茶樹的種植、茶葉的功用等較詳細地進行了記述。

　　《唐本草》中載有「茶味甘苦，微寒無毒，去痰熱，消宿食，利小便」。又載，茶「下氣消食，作飲加茱萸、蔥、薑」。唐·王燾編撰的《外臺秘要》將玉竹、茯苓、葛根等14味藥加工製成餅子陰乾，稱之為「消渴茶」，用時「煎以代茶」。本方雖名為「茶」，卻不含茶葉。

　　藥茶是指一種劑型，未必皆加入茶葉。從此使茶的定義得到了擴展，出現了不含茶葉的藥茶劑型。

　　宋代茶的應用更為廣泛。王安石在《議茶疏》中說：「茶之為用，等於米鹽，不可一日無。」王懷隱等編的《太平聖惠方》，集宋代食療方法之大成，第97卷列有藥茶專篇，列有藥茶十多則。如：治療傷寒頭痛狀熱，用茶葉配伍荊芥、薄荷、山梔、豆豉等的「蔥豉

茶」；以茶葉配伍生薑、石膏、麻黃、薄荷等，治療傷寒鼻塞頭痛煩躁的「薄荷茶」；治療宿滯冷乏及瀉痢，以茶葉配伍硫黃、訶子皮等的「硫黃茶」。《聖濟總錄》裡也有不少茶方的記載，如「治霍亂後煩躁臥不安」用好茶末與炮乾薑來配伍的「薑茶」；「治小便不通，臍下滿悶」，以海金沙配伍臘茶，用生薑、甘草湯調服的「海金沙茶」。

從以上資料可見，宋代的茶不僅是日常的飲品，已廣泛應用於治療內科疾病。

元代忽思慧著《飲膳正要》中也有藥茶的記述，如「清茶，先用水滾過濾淨下茶，芽少時煎成」。並明確地指出，「凡諸茶，味甘苦微寒無毒，去痰熱止渴利小便，消食下氣，清神少睡」。

明代朱橚的《普濟方》收載了很多代茶飲方。自此以後的醫籍中有關代茶飲的內容多有記述，並有很大發展。尤其是明代傑出的藥物學家李時珍在《本草綱目》中，對飲茶療疾的記述頗詳：「茶主治喘急咳嗽，去痰垢。」又說：「茶苦而寒，最能降火，火為百病，火降則上清矣。」還附有具體的藥茶方，如「痰喘咳嗽，不能睡臥，好末茶一兩，白僵蠶一兩，為末，放碗內蓋定，傾沸湯一小盞。臨臥，再添湯點服」。

養生學專著《遵生八箋》中，不僅對茶品、採茶、藏茶、煎茶、試茶、茶具等有詳細敘述，並對花茶的製

作有獨到之論述，而且，其中也收載了一些藥茶方。

清代，藥茶的應用十分普遍，茶獨特的治療保健效果，得到清宮對藥茶應用的高度重視。

黃宮繡在《本草求真》中指出茶的功用為「能入肺清痰利水，入心清熱解毒，是以垢膩能滌，炙煿能解。凡一切食積不化，頭腦不清，痰涎不消，二便不利，消渴不止，及一切吐血便血，衄血血痢，火傷目疾等症，服之皆能有效」。

汪昂在《本草備要》中說：「飲茶有解酒毒、油膩、燒灼之毒。多飲消脂，最能去油。」

費伯雄在《食鑒本草》中收錄藥茶方多種。如五合茶，「但凡覺受風寒，頭疼鼻塞，身體困痛，即用生薑大塊搗爛，連鬚蔥白，紅糖，胡桃搗碎，霍山茶，滾水沖一大碗熱服，微汗即愈」。

清宮檔案史料所整理的《慈禧光緒醫方選議》中，記載了西太后和光緒皇帝飲用的代茶飲方 20 首。如光緒皇帝用的「和脾代茶飲」治療脾胃虛弱，食少便溏，腹中疼痛；慈禧太后用「清熱代茶飲」，治療肺胃熱盛所致之咽喉腫痛、痰涎壅盛等證；又如用「加味午時茶」治療西太后食積氣滯之症等。

近代，隨著科學的發展，人們在長期的防病治病的臨床實踐與研究中，對藥茶有著更進一步的認識，發現茶葉中含有蛋白質、氨基酸、脂肪、碳水化合物、維生

素和礦物質等，這些成分，都是人體所必需的營養成分，均有很好的保健作用。藥茶的配伍，均為對症用藥，都有很好的治療效果，因此受到了人們的喜愛及醫家的重視，並興起了一股「茶療熱」。

中華人民共和國成立後，所編著的第一部《藥典》（1963 年版）附錄中登載了藥茶的一般製法和要求。《中藥大辭典》及多種方劑專著和各種單驗方集，以及一些雜誌、報紙，均刊載過許多藥茶的文章及茶方。

如《中成藥研究》《健與美》《百病飲食自療》《上海中醫藥雜誌》《山東中醫雜誌》《健康與食物》《中國茶與健康》《飲食療法》《江西中醫藥》《中國體育報》《經濟日報》《中國食品報》等均有藥茶方刊出。由於藥茶簡便價廉，療效確實，飲用方便，副作用少，因此它進入了廣大家庭。

藥茶有著廣闊的市場，現已形成產業，已成立了不少藥茶研製單位、生產藥茶的廠家和經營藥茶的公司。如遼寧省藥材公司研製的淫羊霍茶，對補精、壯陽、鎮咳、祛痰有特效。還有無錫藥廠生產的問荊茶；上海生產的三花減肥茶；福建生產的萬應甘和茶、保健健美減肥茶；廣東生產的廣東涼茶、小兒七星茶；北京生產的清風茶、寧心茶等，可謂研製生產廠家多，藥茶品種繁，各具特色，療效顯著，備受人們的喜愛。

綜上所述，藥茶始用於周，發展於唐、宋、元、

明、清，盛興於當今。歷史悠久，源遠流長。歷經醫家的不斷完善改進，已成為人們醫療保健的重要產品，並為人類的健康事業，發揮了巨大的作用。

第二節　藥茶的特點及作用

藥茶是按藥物的性能特點、配方要求等，將方藥經煎煮或沖泡而製成的飲劑。具有製作簡便易行、有效成分溶出量大、飲服方便、服用後易被機體吸收、作用迅速、效果明顯等優點。還具有以水為溶媒、或煎或沖、藥物一般均較細小、與溶媒的接觸面大的特點。

又由於盛茶常用杯子為容器，保溫性好，20分鐘內一般能使溫度保持在98℃～70℃之間，可將藥物中的酶迅速殺滅，避免有效成分的分解、破壞和揮發，又易使有效成分溶出，還可多次重複沖泡飲服，有療效持久的特點。因此，藥茶易於被病人所接受。

飲用藥茶除能補充人們所需要的營養、吸收排泄放射性元素、有延年益壽的作用外，還具有以下功效：

1.藥茶能興奮中樞神經，增強抗病能力

茶葉中所含的咖啡因和芳香物質是興奮劑，能興奮高級神經中樞，使精神振奮，思想活躍，增強思維和記憶能力，消除疲勞。藥茶中不少藥物的性味均具有芳香

或辛辣刺激的特性，而辛味藥大多數含有揮發油，有局部刺激興奮的作用。

現代藥理研究證明，藥物作用機理與興奮神經中樞、擴張周圍血管有關，可提高人體抗病能力，如麻黃揮發油有發汗和抗病毒的作用；紫蘇揮發油有發汗、解熱、殺菌、健胃的作用；薄荷油有發汗、興奮、擴張血管等作用。

藥茶中還有些藥物如人參、黨參等，能增強人體網狀內皮系統吞噬功能，能提高細胞免疫功能；有些補陽藥物如肉桂、菟絲子等能促進抗體形成；有些養陰藥物如玄參、天冬等有延長抗體存在時間的作用。因此，飲用藥茶能增強抗病的能力。

2.藥茶能促進新陳代謝，提高機體機能

茶葉中的咖啡鹼是一種血管擴張劑，它能加快呼吸，而又不使脈搏加快、血壓增高。它還能促進發汗，刺激腎臟排泄功能，有強心、健胃及利尿解毒作用。

咖啡鹼和茶多酚協同作用，可防止人體內膽固醇的升高，有防治心肌梗塞的作用；茶多酚還可使血管通透，有類似維生素 D 的藥物作用。

藥茶方中的某些藥物有明顯的促進新陳代謝，維持心臟、血管、胃腸等正常機能的作用。

例如，人參能使心臟收縮力加強，經由改善心肌營

養代謝而使心功能改善，得到強心作用；山楂的水解物能增加心肌血流量，改善冠狀循環；川芎、紅花、丹參能增加冠脈血流量，改善心肌收縮力，改善微循環，降低血壓；車前子能增加水分的排泄，尿素氮、氯化鈉和尿酸等的排泄也隨之增多；決明子、蒲黃、荷葉、山楂等有降血脂的作用，而野菊花、芹菜汁有降壓作用。

3.藥茶能抗菌、抗病毒原蟲，抑制各種感染

茶葉中的鞣質有抗菌消炎的作用，對口腔炎、咽喉炎有明顯療效。茶葉中還含硅酸，可促進肺結核病變部位形成瘢痕，制止結核桿菌擴散。硅酸還能使白細胞增多，對人體的抗病能力能有所增強。

藥茶中的清熱解毒類藥物，可以殺滅或抑制各種感染因子，具有抗病毒、抗菌、抗原蟲感染的作用。

經研究發現，麻黃、桂枝有抑制感冒病毒的作用；黃柏、大黃、貫眾對B肝病毒抗原有作用；金銀花、連翹、蒲公英、地丁、板藍根、大青葉等對多種細菌如傷寒、副傷寒桿菌、大腸桿菌、變形桿菌、綠膿桿菌、百日咳桿菌、霍亂弧菌、葡萄球菌、鏈球菌、肺炎雙球菌、腦膜炎球菌等均有抑制作用；青蒿、龍膽草等有抗瘧原蟲的作用；馬齒莧、苦參、白頭翁、鴉膽子等有抗阿米巴、瘧原、滴蟲的作用等。

4.藥茶能止咳、鎮靜、除疲、助消化、抗衰老

茶葉含單寧酸、金屬或鹼類物質。這些物質相結合,使其沉澱,有延遲人體吸收毒物的作用,因此能夠解毒。茶還能淨化水質,減少放射性物質對人體的損害。茶還能抑制細胞衰老,使人延年益壽。

茶葉中含有的茶鹼能鬆弛平滑肌,能治療支氣管哮喘等。藥茶中有些中藥具有止咳、鎮靜、助消化和抗衰老等功效。

研究發現,桔梗所含桔梗皂甙有祛痰、鎮靜、解熱的作用;前胡、瓜蔞、枇杷葉、遠志、杏仁、百部、蘇子等均有祛痰止咳的作用;酸棗仁、柏子仁、合歡能降低大腦中樞神經興奮性,有鎮靜催眠的作用;神曲內含酵母菌,能使澱粉易於發酵糖化;山楂含山楂酸、檸檬酸、維生素 C,能促進胃液和胰液的分泌;陳皮、麥芽等含揮發油,能促進胃液分泌,增加食慾,這些均有助於消化;玫瑰花、桂花、菊花、蓮花等均含有花粉,這些花粉中含有豐富的蛋白質、氨基酸和多種維生素等人體所必需的營養物質,也是皮膚營養中不可缺少的成分,因此,具有消除疲勞、防止衰老和美容的作用。

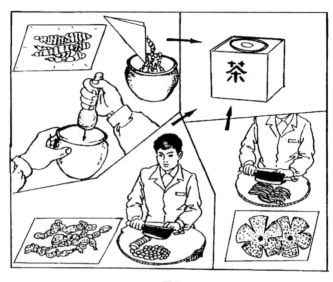

圖1

第三節　藥茶的製備與飲法

一、藥茶的製備方法

（一）散裝茶劑

　　將茶葉或藥物砸成碎塊或切成薄片或切成細絲，按配方配伍，拌勻盛於容器內備用（圖1）。

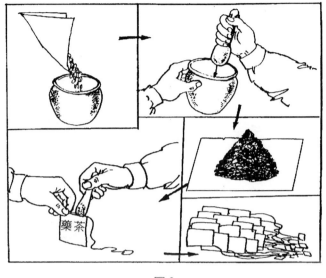

圖 2

（二）袋裝茶劑

　　將茶葉或按配方配伍的藥物配料，研成粗末，裝入袋內，即得（圖2）。

（三）塊狀茶劑

　　將按處方配伍的藥物配料，粉碎成粗末，加入黏合劑（如稀面糊、米汁或方中不含揮發成分的藥物濃煎成膏後作黏合劑），混合均勻，再用銅模壓成規定重量的方塊或圓餅，曬乾或低溫烘乾，最後以防潮紙分塊包

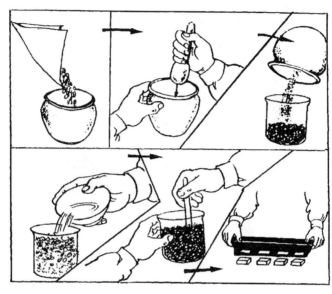

圖 3

裝，置於密閉容器內備用（圖3）。

（四）粉末茶劑

　　將按處方配伍的藥物配料，研成細末，過篩後，盛入容器內備用（圖4）。

（五）原汁茶劑

　　將按處方配伍的鮮藥，洗淨搗爛，壓軋取汁，即得（圖5）。

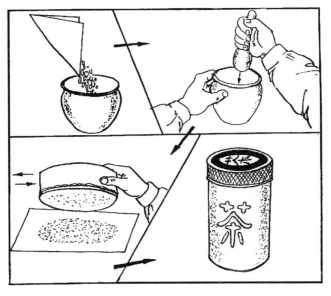

圖 4

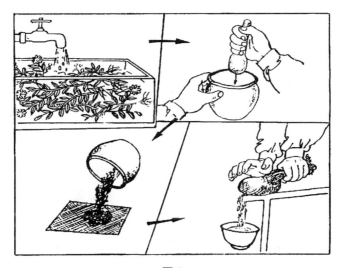

圖 5

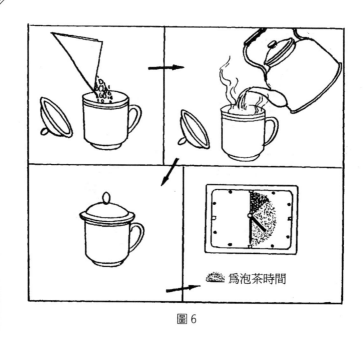

　為泡茶時間

圖6

二、藥茶的飲用方法

（一）沖服法

　　將配方藥茶放於茶杯中，沖入燒沸的開水，加蓋悶泡 5～30 分鐘，代茶飲用（圖6）。每劑可沖泡 2～4 次。

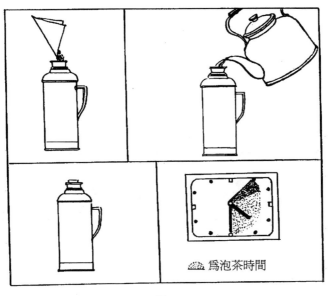

▨▨ 爲泡茶時間

圖 7

（二）浸服法

　　將配方藥茶放入保溫瓶內，沖入燒沸的開水，加蓋浸泡 5～25 分鐘後，取汁代茶飲用（圖 7）。每劑可分數次頻頻飲用。

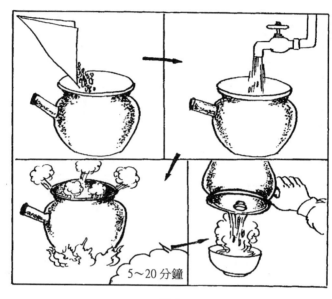

圖8

（三）煎服法

　　將配方藥茶放入砂鍋內，加入適量的潔淨水，煎沸
一定時間（5～20分鐘）後，取汁倒入杯中，代茶飲用
（圖8）。一般每劑分2次飲服。

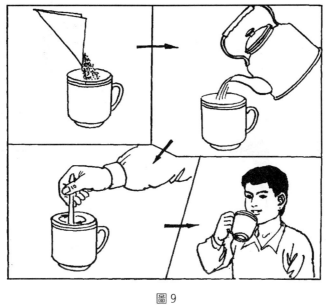

圖 9

（四）調服法

　　將配方藥茶粉末，放入茶杯，沖入開水，待水變溫攪勻後，代茶飲用（圖 9）。

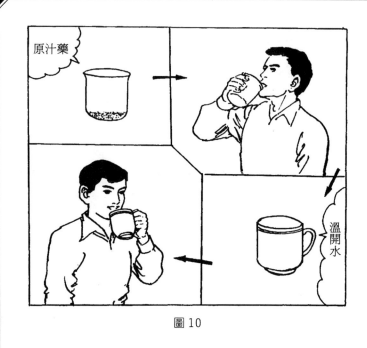

原汁藥

溫開水

圖10

（五）送服法

將原藥汁噙於口腔內，用溫開水或茶汁送下（圖
10）。

第四節　藥茶服用注意事項

飲茶，對人的健康有很大的益處，有防病治病的作
用，但是，若飲茶方法不當，選方不適，反而對身體健
康會產生不良影響，因此，飲茶時要注意以下事項：

1. 根據病情和體質及自身耐受情況合理選用藥茶

方，適當掌握用量，不宜過少，也不可超量。

2.沖泡或煎煮時間不宜過長。沖泡時，一般以燒沸的開水沖泡，加蓋悶5～30分鐘為宜；浸泡時，一般將藥物放入盛有開水的保溫瓶裡浸泡5～25分鐘為宜；煎煮時，以煎沸5～20分鐘為宜。

時間不宜太長和過短，煎煮時間過長容易破壞藥茶的有效成分，時間過短難將藥茶的有效成分溶出。但是，對於有毒的藥物如烏頭、附子等，煎煮時間需要長些，以達到減毒去毒的目的，否則容易中毒，一般不宜作藥茶方使用。

3.藥茶飲用時的溫度不宜太燙，也不可太涼，一般地在初春、深秋或冬季時節飲茶溫度在42℃左右（即人感到茶汁稍熱時）為宜；暮春、早秋和夏秋時節，茶汁溫度在34℃左右（即人感到茶稍冷時）為宜。這時的溫度對咽喉、食道和胃的刺激較弱，使舌頭對味的感覺尚好，茶的苦味可以減輕。

現代研究證明，人的舌頭味蕾的感覺和茶的溫度有一定的關係。當茶在37℃時，人的舌頭感到味道最苦，因此，飲茶要使茶溫稍高或稍低於37℃，但不宜太高或過低。

4.要根據病情和茶性而確定服茶的合適時間。一般來說，治療急性病的藥茶，如解表類茶、清熱類茶、瀉下類茶等，可隨時空腹飲服；治療慢性病的補養類茶，

宜早起或晚上空腹飲服；助消化類茶、對胃腸有刺激的茶，宜飯後半小時左右飲服；治療瘧疾的茶，宜在每次瘧發前2小時左右空腹飲服；安神助眠類茶，宜在臨睡時空腹飲服等。

5. 忌飲隔夜或隔天茶。因隔夜、隔天茶時間過久，維生素已喪失，而且茶裡的蛋白質、醣類等會成為細菌、霉菌繁殖的養料。飲了帶菌過長時間的剩茶，會導致感染，使身體患病。因此，不宜飲放置時間過長的剩茶。

6. 飲茶沖泡次數不宜過多。因為茶葉沖泡次數過多，不但無益，反而有害。一般地茶葉在沖泡2～4次後基本就沒有太多的有效成分了。

據有關試驗測定，頭泡茶可含浸出物總量的50%，二泡茶含浸出物總量的30%，三泡茶則為15%，四泡茶則為1%～5%，再多次沖泡就會使茶中的某些有害成分被浸出，因為茶中的微量有害元素往往是在最後泡出，所以沖泡的次數不宜過多。

7. 飲茶要注意正確選方，要辯證用茶，例如，陰虛者忌用助熱燥烈之茶；陰虛者忌用苦寒之茶，只有這樣才能真正達到防病治病的目的。

8. 飲茶後要注意自我監測。一是要監測茶有無療效及療效大小；二是觀察是否出現毒性及副作用和過敏反應等。

茶的療效可從兩個方面反映出來，一是自我感覺症狀減輕或消失，二是透過儀器及化驗等手段檢查，看身體器官的功能及病理狀態是否好轉，如若茶的療效明顯，說明飲茶有效，可以繼續服下去。如果症狀未見減輕，就要考慮尋找原因。如診斷是否正確、用茶是否恰當、茶量及飲法是否符合要求等。痊癒後才可停茶。

　　飲茶如出現不良反應，包括茶的副作用、毒性及過敏反應、後遺反應等，要及時停茶，採取措施。

□神奇藥茶療法　上篇概述

□神奇藥茶療法　下篇茶方

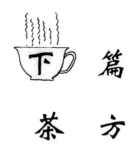

下 篇
茶 方

第一節　內科藥茶方

一、感冒

感冒也叫傷風，是由感冒病毒引起的急性上呼吸道炎症，一年四季都可能發生。鼻塞、流清涕、嗓子乾痛、聲重、咳嗽、打噴嚏等，上呼吸道症狀較明顯，而發冷、發燒等全身症狀較輕。

其治療常用以下茶方：

方1 薑糖茶

〔適用〕風寒感冒。適於惡寒發熱、頭痛、咳嗽、無汗，或噁心、嘔吐、腹脹、胃痛等的患者飲用。

〔配方〕生薑3片，紅糖適量。

〔用法〕將薑片、紅糖放入杯內，沖入開水，加蓋悶泡10分鐘左右，代茶飲用，每日2劑。一般6～8劑

可癒。

〔功效〕發汗解表，溫中和胃。

方2 蔥薑茶

〔適用〕外感風寒。適於頭痛、畏寒、鼻塞流清涕等的患者飲用。

〔配方〕蔥白 10 克，生薑 3 克，紅糖適量。

〔用法〕將蔥白、生薑放入砂鍋內，加水 600 毫升，煎沸 5 分鐘，取汁加入紅糖，攪勻，趁熱代茶飲下，臥床蓋被出微汗。每日 1 劑，一般 2 劑可癒。

〔功效〕發汗解表，祛散風寒。

方3 蘇薑茶

〔適用〕風寒感冒。適於頭痛發熱，或噁心、嘔吐、胃痛、腹脹等的患者飲用。

〔配方〕生薑、蘇葉各 3 克。

〔用法〕將薑拍碎與蘇葉同放入杯內，沖入開水，加蓋悶泡 10 分鐘左右，代茶飲用，每日 2 劑。無感冒者飲用 4～6 劑可預防感冒；感冒者飲 6～8 劑，感冒即可治癒。

〔功效〕疏風散寒，理氣和胃。

方4 羌芩白芷茶

〔**適用**〕外感內寒。適於全身酸痛、鼻塞流涕、惡寒發熱等症的患者飲用。

〔**配方**〕羌活 25 克，黃芩 12 克，白芷 10 克。

〔**用法**〕將羌活、黃芩、白芷放入茶杯內，沖入開水，加蓋悶泡 15 分鐘，代茶飲用。每日 1 劑，可多次沖泡飲用。一般連飲 4～6 劑可癒。

〔**功效**〕祛風散寒。

方5 桑菊豉梨茶

〔**適用**〕治療感冒。適於發熱、微惡風寒、頭痛少汗、咳嗽少痰、咽乾鼻燥、口渴的患者飲用。

〔**配方**〕桑葉、菊花、香豉、梨皮各 8 克。

〔**用法**〕將上藥放入砂鍋內，加水 600 毫升，煎沸 3～5 分鐘，取汁倒入茶杯內，代茶飲用。每日 1 劑，分兩次飲服。一般連飲 4～8 劑可癒。

〔**功效**〕清熱解表，潤肺止咳。

方6 桑菊茅竹茶

〔**適用**〕治療感冒。適於惡寒發熱、頭痛、身痛或鼻塞流涕等症的患者飲用。

〔**配方**〕桑葉、菊花各 5 克，白茅根、苦竹葉各20克，薄荷 3 克，紅糖適量。

〔**用法**〕上藥放入茶杯內，沖入開水，加蓋悶泡１５分鐘，加入紅糖攪勻，代茶飲用。每日１劑，可頻頻沖泡飲服。一般連飲 4～8 劑可癒。

〔**功效**〕清熱、散風、解表。

二、流　感

流感是流行性感冒的簡稱。是由多種流感病毒引起、具有高度傳染性的急性傳染病。流行季節多在冬、春兩季。起病急，發熱、頭痛、周身酸痛等全身症狀明顯，上呼吸道症狀一般較輕。

防治流感，一般常用以下茶方：

方1 貫眾板藍根茶

〔**適用**〕流行性感冒。適於發熱、頭痛、周身酸痛的患者飲用。

〔**配方**〕貫眾、板藍根各 30 克，甘草 15 克。

〔**用法**〕上 3 味藥放入茶杯內，沖入開水加蓋悶泡 15 分鐘，代茶飲用。每日１劑，頻頻沖泡飲服。一般連飲 6～8 次可痊癒。

〔**功效**〕祛風、清熱、利咽。

方2 桑菊枇杷茶

〔**適用**〕治療流行性感冒。適於咳嗽、咳黃痰等症

的患者飲用。

〔配方〕桑葉、野菊花、枇杷葉各 10 克。

〔用法〕上 3 味藥放入砂鍋內，加水 1500 毫升，煎沸 3 分鐘，取汁分數次倒入茶杯內，代茶頻頻飲服。每日 1 劑，連服 3～5 日可獲明顯療效。

〔功效〕清熱、散風、解表、化痰。

方3 蒼朮貫眾茶

〔適用〕適於預防流行性感冒。流感暴發前期飲用。

〔配方〕蒼朮、貫眾各 20 克。

〔用法〕將上 2 味藥用布包，放入茶杯內用開水沖入，加蓋悶泡 10 分鐘，代茶飲用。每日 1 劑，頻頻沖泡飲服。連飲 3～4 天可獲得預防感冒的良好作用。

〔功效〕抑制感冒病毒，預防流感。

方4 公英茶

〔適用〕治療流行性病毒性感冒。適於發熱、乏力、頭痛、周身酸痛等症的患者飲用。

〔配方〕蒲公英 20 克。

〔用法〕將蒲公英放入砂鍋內，加水 600 毫升，煎沸 3 分鐘，取汁倒入茶杯代茶飲用。每日 2～3 劑，連服 3～5 日可癒。

〔功效〕清熱解毒。

方 5 板藍根青葉茶

〔適用〕適於預防流行性感冒。多在流行前期飲用。

〔配方〕板藍根 50 克，大青葉 50 克。

〔用法〕將上藥放於大茶缸內，沖入開水，加蓋悶泡 15 分鐘後，代茶飲用。每日 1 劑，頻頻沖泡飲服。一般連服 3～4 日可得到預防感冒的良好作用。

〔功效〕清熱、解毒、涼血、利咽、消腫。

方 6 兩花青葉茶

〔適用〕適於預防流行性感冒。在流行暴發期前飲用。

〔配方〕金銀花、野菊花各 30 克，大青葉、板藍根各 50 克。

〔用法〕將以上 4 味藥放入茶缸內，沖入開水，加蓋悶泡 15 分鐘，代茶飲用。每日 1 劑，頻頻沖泡飲服。連服 4～5 日可得到預防感冒的作用。

〔功效〕清熱解毒，涼血利咽，消腫。

三、支氣管炎

支氣管炎是由於氣管和支氣管受細菌或病毒的感染

而引起的，也會因物理性、化學性因素如毒氣、煙霧、灰塵、寒冷空氣等刺激引起發病，或是由於某些傳染病所產生的合併症。

急性支氣管炎常與感冒、流感等同時發生，其主要表現為咳嗽、發燒、乏力、胸骨後壓痛、胸悶、氣促等症狀。急性支氣管炎如反覆發作可能變成慢性支氣管炎。治療支氣管炎常用以下茶方：

方1 蘿蔔鹽茶

〔適用〕適於治療咳嗽多痰、飲食不香。

〔配方〕白蘿蔔 80 克，茶葉 5 克，食鹽適量。

〔用法〕將白蘿蔔洗淨切片，放入砂鍋內煎沸煮爛，加入食鹽調味，再將茶葉放入杯內，沖入開水，加蓋悶泡 10 分鐘後，將蘿蔔汁加入茶汁內，代茶飲用。每日 2 劑，頻頻飲服，連服 5～10 日可獲佳效。

〔功效〕清熱化痰，理氣開胃。

方2 蘿蔔薑汁茶

〔適用〕治療咳嗽。適於咳嗽音啞、痰稀色白等症的患者飲用。

〔配方〕蘿蔔 250 克，薑 50 克。

〔用法〕將蘿蔔、薑搗爛，軋出汁，倒入茶杯，代茶飲用。每日 2～3 劑，連服 5～10 日可獲良好療效。

〔功效〕止咳化痰，發表散寒。

方3 ㊟㊟㊟㊟

〔適用〕治療燥熱型急性支氣管炎。適於咳嗽的患者飲用。

〔配方〕杏仁 10 克，鴨梨 1 個，冰糖適量。

〔用法〕將杏仁去皮尖打碎，鴨梨去核，切成塊，放入砂鍋內，加水 500 毫升，煎服 10 分鐘，再加入冰糖，溶化後，取汁倒入茶杯，代茶飲用。每日 2 劑，連服 5～8 日可獲明顯療效。

〔功效〕止咳、潤肺。

方4 ㊟㊟㊟㊟㊟

〔適用〕治療風寒咳嗽。適於咳痰稀薄多白沫、胸脇滿悶、頭痛、身痛、口渴等症的患者飲用。

〔配方〕生薑 15 克，蘇葉、紅糖各 10 克。

〔用法〕將生薑洗淨切片，與蘇葉同時放入茶杯，沖入開水，加蓋悶泡 10 分鐘，再加入紅糖攪勻，代茶飲用。每日 1 劑，可頻頻沖泡飲服，連服 8～10 日可獲理想療效。

〔功效〕發汗解表，溫肺止咳。

方5 川貝萊菔茶

〔**適用**〕治療慢性支氣管炎。適於咳嗽、痰多等症的患者飲用。

〔**配方**〕川貝母、萊菔子各 15 克。

〔**用法**〕將上藥研成粗末，用布包裹，放入茶杯內，沖入開水，加蓋悶泡 15 分鐘，代茶飲用。每日 1 劑，可頻頻沖泡飲服，連服 8～12 日可獲明顯療效。

〔**功效**〕潤肺化痰，降氣止咳，平喘。

方6 桑菊枇杷茶

〔**適用**〕治療風熱咳嗽。適於咳嗽、噁心、痰多、口渴、咽乾、大便乾結等症的患者飲用。

〔**配方**〕霜桑葉、菊花、枇杷葉各 6 克，陳皮、黃芩各 3 克，生地、枳殼各 4.5 克，蘆根 2 支。

〔**用法**〕將蘆根切碎，其他藥研成粗末，放入砂鍋內，加入清水 1000 毫升，煎沸 10 分鐘，取汁飲服，每日 1 劑，連服 5～10 日可獲明顯療效。

〔**功效**〕清熱利咽，止咳化痰。

方7 長卿茶

〔**適用**〕治療支氣管炎。適於咳嗽等症的患者飲用。

〔**配方**〕徐長卿 10 克。

〔用法〕將徐長卿放入暖瓶內浸泡 3 小時後，頻頻倒入茶杯，代茶飲用。每日 1 劑，連飲 5～10 日可獲明顯療效。

〔功效〕止咳。

方8 桑杏茶

〔適用〕治療支氣管炎。適於咳嗽等症的患者飲用。

〔配方〕桑白皮、杏仁各 15 克。

〔用法〕將上兩味藥放入砂鍋內，加水 1000 毫升，煎沸 20 分鐘，取汁倒入茶杯，代茶飲用，每日 1 劑，分數次飲服。連服 8～12 日可獲良好療效。

〔功效〕清熱利咽，潤肺止咳。

四、支氣管哮喘

支氣管哮喘，是一種常見的呼吸道過敏性疾病。多由於氣候、化學物質、食物、精神、內分泌或內在炎症等原因的刺激引起支氣管痙攣而出現的陣發性呼氣性呼吸困難。發作前多有接觸過敏物質史。

前驅症有打噴嚏、流清涕、眼結膜充血。發作時，胸悶、出汗、喉鳴、呼吸困難、不能仰臥、張口抬肩。發作終了時，咳出透明黏液痰。其治療支氣管哮喘有以下幾種常用的茶方：

方1 麻黃柏果茶

〔適用〕適於治療過敏性支氣管哮喘。

〔配方〕麻黃3克，黃柏4.5克，白果仁15個，茶葉6克，白糖30克。

〔用法〕將麻黃、黃柏、白果仁研成粗末，與茶葉共放入砂鍋內，加水適量約700克，煎沸10分鐘，取汁倒入茶缸內，加入白糖攪勻，代茶飲用，每日1劑，分兩次飲服，在病發呼吸困難時飲用，一般飲下即可使病情緩解。

〔功效〕宣肺肅降，平喘止咳。

方2 僵蠶茶

〔適用〕治療風痰喘咳。適於夜不能寐者飲用。

〔配方〕白僵蠶、茶末各30克。

〔用法〕將白僵蠶炒後，研成粗末，與茶葉混合，臨睡前取上末15克，放入茶杯內，沖入開水，加蓋悶泡10分鐘，代茶飲用。每日1次，連服4次，病情可得到緩解。

〔功效〕祛風化痰，平喘止咳。

方3 桑葉茶

〔適用〕適於治療風熱痰喘之症。

〔配方〕經霜桑葉30克。

〔用法〕將桑葉洗淨放入熱水保溫瓶內，浸泡20～30分鐘，取汁倒入茶杯內，代茶溫服，每日１劑，頻頻飲服。一般連飲４～８日見效。

〔功效〕祛風平喘，止咳化痰。

方4 陳皮茶

〔適用〕適於治療脾虛、胃弱、咳嗽氣喘的哮喘患者飲用。

〔配方〕陳皮（或鮮橘皮）、白糖適量。

〔用法〕將陳皮用水洗淨，撕成小塊，放入盛有開水的保溫瓶內，悶泡 20～30 分鐘，頻頻取汁，倒入茶杯內，加入白糖，攪勻，代茶溫飲，每日１劑，連飲６～８日見效。

〔功效〕健胃消暑，去瘟順氣，止咳化痰。

方5 款冬糖茶

〔適用〕治療支氣管哮喘，適於咳嗽氣喘的患者飲用。

〔配方〕款冬花９克，冰糖 15 克。

〔用法〕將上藥放入盛有開水的保溫瓶內悶泡20～30分鐘後，頻頻取汁，倒入茶杯，代茶飲用，每日１劑，分數次飲服。連飲４～８日見效。

〔功效〕鎮咳、解除支氣管痙攣、興奮呼吸中樞。

方6　冬花紫菀茶

〔**適用**〕適於治療感受風寒而致的咳嗽痰喘症。

〔**配方**〕款冬花3克，紫菀3克，茶葉6克。

〔**用法**〕將上3味藥放入盛有開水的保溫瓶內，浸泡10分鐘後，頻頻取汁，倒入茶杯，代茶飲用，每日1劑，飲服數次，連飲4～5日見效。

〔**功效**〕化痰止咳平喘。

方7　山紅地龍紫菀茶

〔**適用**〕用於支氣管哮喘患者飲用。

〔**配方**〕滿山紅12克，地龍、紫菀各6克。

〔**用法**〕將上藥研成末，放於茶缸內，沖入開水，加蓋悶泡15分鐘後，代茶飲用。每日1劑，可頻頻沖泡飲服。連服4～8日見效。

〔**功效**〕祛痰，鎮咳，殺菌。

方8　楂桃茶

〔**適用**〕適於肺虛咳嗽、氣喘的患者飲用。

〔**配方**〕山楂50克，核桃仁150克，白糖200克。

〔**用法**〕將核桃仁加入適量的水浸泡30分鐘，洗淨後，再加少許清水，用石磨將其磨成茸漿，盛入盆內，再加入適量的水攪勻，將山楂洗淨，入鍋內加適量

清水，在中火上煎熬 3 次，每次 20 分鐘，過濾去渣，取汁濃縮至約 1000 毫升。將鍋置火上倒入山楂汁，加入白糖攪拌，待溶化後，再緩緩倒入核桃漿，邊倒邊攪均勻，燒至微沸出鍋裝碗即成。可長期飲用。一般連續飲用 8～10 日見效。

〔功效〕補肺胃，生津液。

五、肺結核

肺結核又稱為「肺癆」，是由結核桿菌引起的慢性呼吸道傳染病。其主要臨床表現為咳嗽，胸疼，午後發燒，面頰潮紅，重則咯血、盜汗，身體逐漸消瘦。婦女可能有月經延期或閉經。

治療肺結核常用以下茶方：

方1 ⓐ功⑲勞⑲葉⑲茶

〔適用〕適於結核病之潮熱、咳嗽咯血者飲用。

〔配方〕鮮嫩功勞葉 60 克。

〔用法〕將上藥放入大茶缸內，沖入開水，加蓋悶泡 10 分鐘，代茶頻頻飲服，每日 1 劑，連服 4～8 日見效。

〔功效〕清熱滋陰。

方2 百部糖茶

〔適用〕治療肺結核。適於咳嗽、咳血、潮熱、盜汗、胸痛、消瘦患者飲用。

〔配方〕百部 20 克，紅糖適量。

〔用法〕將百部研成粗末，放入茶杯，沖入開水，加蓋悶泡 15 分鐘，加入紅糖，攪勻，代茶飲用。每日 1 劑，可頻頻沖泡，飲服。一般連服 6～8 日見效。

〔功效〕溫潤肺氣，止咳殺蟲。

方3 枸骨葉茶

〔適用〕適於肺癆咳嗽患者飲用。

〔配方〕枸骨嫩葉 15 克。

〔用法〕將上藥放入茶杯內，沖入開水，加蓋悶泡 15 分鐘，代茶飲用。每日 1 劑，可頻頻沖泡飲服。一般連服 6～10 日見效。

〔功效〕養陰退熱，益氣血，止咳嗽。

方4 藕節茅根茶

〔適用〕適於肺結核咯血者飲用。

〔配方〕藕節 5 個，白茅根 30 克，白糖適量。

〔用法〕將藕節、茅根洗淨，放入砂鍋內，加水 250 毫升，煮沸 5～10 分鐘，取汁倒入大茶缸內，加入白糖攪勻，沖入開水分數次飲服。每日 1 劑。連服 6～

10 日可獲明顯療效。

〔功效〕清熱、涼血、止血。

方5 ㊟㊟㊟㊟㊟

〔適用〕治療肺結核。適於久咳痰多、咽痛咽癢的患者飲用。

〔配方〕五倍子 500 克，綠茶末 30 克，酵糟 120克。

〔用法〕先將五倍子搗碎，研細末過篩；再加入綠茶末和酵糟拌勻搗爛，攤平；用模具壓製成 3 公分見方，重約 5 克塊狀，待發酵至表面長出白霜時取出；曬乾，瓷罐封貯備用。每日 2 次，每次取 1 塊，放入杯內，沖入開水浸泡溶化後，飲服。連飲 8～10 日可獲明顯療效。

〔功效〕清熱化痰，潤肺止咳，生津止渴。

方6 ㊟㊟㊟

〔適用〕適於脾虛、氣陰不足而引起的虛熱、肺癆咳嗽、喘逆者飲用。

〔配方〕生山藥 45 克，牛蒡子 12 克，柿霜餅 18克。

〔用法〕將牛蒡子炒搗，與山藥同入鍋內，加水2500 毫升，煎煮 25 分鐘，去渣，再入柿餅泡溶。取汁

倒入茶杯，代茶飲用。每日1劑，分數次飲服。一般連服6～8日可獲明顯的療效。

〔功效〕補益脾肺，止咳定喘。

六、肺膿腫

肺膿腫是一種肺部常見的化膿性疾病。病人突然惡寒高燒，胸痛，咳嗽，吐大量膿臭痰。治療肺膿腫，常用以下幾種茶方：

方1 化痰消痛茶

〔適用〕治療肺膿腫。適於咳嗽、痰多並帶有腥臭味的患者飲用。

〔配方〕鮮魚腥草、山海螺各45克，金銀花15克，綠茶6克。

〔用法〕先將魚腥草、山海螺、金銀花3味藥洗淨，放入砂鍋內，煎沸15分鐘後，加入綠茶，少沸即可，取汁，代茶飲用。每日1劑可不拘時頻頻飲服。一般連續飲服8～10日可獲明顯療效。

〔功效〕清熱化痰，解毒消癰。

方2 冬瓜子茶

〔適用〕治療肺膿腫。適於咳腥臭膿血或胸痛的患者飲用。

〔配方〕冬瓜子 32 克，紅糖適量。

〔用法〕先將冬瓜子搗爛，放入砂鍋內，加水1000毫升，煎沸 15～20 分鐘，去渣取汁倒入大茶缸內，溶入紅糖，代茶飲用。每日 1 劑，可分數次飲服。一般連服 8～12 日可獲明顯療效。

〔功效〕清肺，化痰，排膿。

方3 蘆根冬瓜子茶

〔適用〕適於肺膿腫的患者飲用。

〔配方〕鮮蘆根 100 克，冬瓜子 90 克。

〔用法〕上兩味藥放入砂鍋內，加水 1000 毫升，煎沸 10 分鐘，取汁代茶飲。每日 1 劑，可分數次飲服。一般連飲 8～12 日可獲明顯療效。

〔功效〕利濕清肺，化痰排膿。

方4 雙花杏蜜茶

〔適用〕適於肺膿腫初期、咳嗽、胸隱痛或咳則痛甚，呼吸不利的患者飲用。

〔配方〕野菊花、金銀花、炒杏仁各 10 克，蜂蜜 30 克。

〔用法〕將野菊花、金銀花、杏仁（研末）放入砂鍋內，加清水 1500 毫升，煎沸 25 分鐘，取汁貯於瓶內。飲用時加入蜂蜜，代茶飲用。每日 1 劑，可分數次

飲服。一般連飲 6～10 日可獲明顯療效。

〔功效〕清熱化痰，解毒排膿。

七、腹　瀉

腹瀉是一種常見的症狀。主要是大便次數增多，糞便稀薄或水樣，但無膿血。主要原因是由於受涼、飲食不調或中毒等，使胃腸功能失調。治療腹瀉常用以下茶方：

方1　⓪高⓪粱⓪白⓪礬⓪茶

〔適用〕治療腹瀉。適於消化不良引起的腹瀉患者飲用。

〔配方〕高粱 50 克，白礬 10 克。

〔用法〕將高粱炒熟，與白礬混合，共研細粉，盛於容器內備用。用時每次取藥粉 15 克放入茶杯內，沖入開水，加蓋悶泡 15 分鐘後，代茶飲用。每日 3 次。連服 5～8 日可獲痊癒。

〔功效〕消食止瀉。

方2　⓪白⓪扁⓪豆⓪花⓪茶

〔適用〕治療腹瀉。適於慢性腸炎引起的腹瀉患者飲用。

〔配方〕鮮白扁豆花 15 克，白糖適量。

〔用法〕將白扁豆花洗淨，放入茶杯內，沖入開水，加蓋悶泡 15 分鐘，再加入白糖攪勻，代茶飲用。每日 2 劑，連服 4～8 日可獲痊癒。

〔功效〕清熱解毒，固腸止瀉。

方3 無花果葉茶

〔適用〕適於腸炎引起的腹瀉患者飲用。

〔配方〕無花果葉 20 克。

〔用法〕將無花果葉洗淨，撕碎，放入盛有開水的保溫瓶內，浸泡 15 分鐘後，取汁倒入茶杯代茶飲用。每日 1 劑，可頻頻飲服。一般連服 6～10 日可獲痊癒。

〔功效〕清熱解毒，止瀉。

方4 紅棗生薑茶

〔適用〕治療腹瀉。適於大便次數增多、糞質溏薄、完穀不化的患者飲用。

〔配方〕紅棗 10 克，生薑 30 克。

〔用法〕將紅棗炒焦，生薑炒熟，取出放入大茶缸內，沖入開水，加蓋悶泡 15 分鐘，代茶飲用。每日 1 劑，可頻頻飲服。一般連服 3～6 日可癒。

〔功效〕溫中散寒，益氣補中。

方5 蘿蔔葉茶

〔適用〕適於治療因傷食積滯而引起的腹瀉患者飲用。

〔配方〕乾蘿蔔葉60克。

〔用法〕將乾蘿蔔葉切碎，放入盛有開水的保溫瓶裡，浸泡15分鐘後，取汁倒入茶杯，代茶飲用。每日1劑，可頻頻飲服。一般連服4～8日可癒。

〔功效〕生津利氣，化濕和腸，開胃止瀉。

方6 石榴葉茶

〔適用〕適於急性胃腸炎，寒瀉症患者飲用。

〔配方〕石榴葉60克，生薑15克，食鹽30克。

〔用法〕將上3味藥放入鍋內同炒至黑，取出放入盛有開水的熱水瓶內，浸泡15分鐘後，取汁倒入茶杯，代茶飲用。每日1劑，可分數次飲服。一般連服4～8日可癒。

〔功效〕溫中止瀉。

方7 車前子茶

〔適用〕適於脾虛水瀉者飲用。

〔配方〕炒車前子10克，紅茶3克。

〔用法〕將上兩味藥放入茶杯，沖入開水，加蓋悶泡15分鐘，代茶飲用。每日1～2劑，可頻頻沖泡飲

服。一般連服6〜10日可癒。

〔功效〕健脾利水，化濕止瀉。

方8 止瀉茶

〔適用〕適於急、慢性腸炎，下痢、泄瀉患者飲用。

〔配方〕金銀花、紅茶各10克，玫瑰花、甘草、黃連各6克。

〔用法〕將上藥放入砂鍋，加水1000毫升，煎沸10分鐘，取汁倒入茶杯，代茶飲用。每日1劑分2次飲服。一般連服4〜10日可癒。

〔功效〕清熱解毒，行氣止痛，固腸止瀉。

八、便　秘

便秘指大便次數減少或糞便乾燥難解。便秘可以是其它許多疾病的一個伴見症狀，也可以視為一個獨立的疾病。其致病因素很多，其中重要者有進食過少、食物過於精細而殘渣少、腸道梗阻、結腸張力過低、乙狀結腸過度和不規則的痙攣性收縮以及腹肌、胸肌、肛提肌及腸壁平滑肌收縮減弱等。

治療便秘有以下常用茶方：

方1 番瀉葉茶

〔適用〕治療大便乾結。適於口乾口臭、面赤身熱、小便短赤、心煩等症的患者飲用。

〔配方〕番瀉葉 10 克。

〔用法〕將番瀉葉放入茶杯內,沖入開水,加蓋悶泡 10 分鐘,代茶飲用。每日 1 劑,可頻頻沖泡飲服。一般連服 3～6 日可癒。

〔功效〕瀉下,抗菌,健胃,消食。

方2 生軍茶

〔適用〕適於治療便秘。

〔配方〕生軍 4 克,白糖適量。

〔用法〕將生軍放入茶杯,沖入開水,加蓋悶泡 15 分鐘,再調入白糖,代茶飲用。每日 1～2 劑。可頻頻飲用。一般連用 4～6 日可獲痊癒。

〔功效〕抗感染,利膽,瀉下。

方3 連翹蜜茶

〔適用〕適於實熱壅結的便秘患者飲用。

〔配方〕連翹瓣 30 克,蜂蜜適量。

〔用法〕上藥放入茶杯內,沖入開水,加蓋悶泡 10 分鐘,代茶飲用。每日 1 劑,可頻頻飲用。一般連飲 4～8 日可癒。

〔功效〕清熱，潤腸，通便。

方4 決明茶

〔適用〕適於各種便秘患者飲用。

〔配方〕草決明 30 克。

〔用法〕將草決明炒至適度，碾碎，放入茶杯內，沖入開水，加蓋悶泡 10 分鐘，代茶飲用。每日 1 劑，可頻頻沖泡飲服。一般連用 4～8 日可獲痊癒。

〔功效〕潤腸通便，降脂明目。

方5 黃豆皮茶

〔適用〕適於大便秘結或習慣性便秘患者飲用。

〔配方〕黃豆皮 120 克。

〔用法〕將黃豆碾粹，取其皮，放入砂鍋內，加水 1000 毫升，煎沸 15～20 分鐘，取汁倒入茶杯，代茶飲用。每日 1 劑，分 3 次飲服。一般連服 4～8 日可獲痊癒。

〔功效〕健脾寬中，潤燥通便。

方6 香蜜茶

〔適用〕適於習慣性便秘患者飲用。

〔配方〕香油 35 毫升，蜂蜜 65 克。

〔用法〕將香油倒入茶杯，再加入蜂蜜，沖入開

水，調和均勻，代茶飲服，每日早、晚各服 1 次。一般連服 5～10 日可癒。

〔**功效**〕潤腸，通便。

方7 青菜茶

〔**適用**〕治療便秘。適於大便乾燥堅硬、排出困難的患者飲用。

〔**配方**〕青菜汁半小碗。

〔**用法**〕將青菜汁煎煮 3～5 分鐘，倒入茶碗內，代茶飲用。每日 1～2 次。一般連飲 3～6 天可獲痊癒。

〔**功效**〕通瀉腸胃。

方8 四仁通便茶

〔**適用**〕適於陰虛、老年津枯液少的便秘患者飲用。

〔**配方**〕炒杏仁、松子仁、大麻子仁、柏子仁各 9 克。

〔**用法**〕上 4 味藥共搗爛，放入茶杯內，沖入開水，加蓋悶泡 5～10 分鐘，代茶飲用。每日 1 劑，可頻頻沖泡飲服。一般連服 4～8 日可獲痊癒。

〔**功效**〕滋陰、潤燥、通便。

九、痢 疾

痢疾分為細菌性痢疾和阿米巴痢疾兩種。細菌性痢疾的病原體是痢疾桿菌，為夏、秋季節常見的腸道傳染病。主要是透過手、水、食物、蒼蠅而由消化道傳染。病變部位主要在大腸。其主要症狀為畏寒、發熱、腹痛、腹瀉、裡急後重、大便含有膿血。阿米巴痢疾是由溶組織阿米巴原蟲感染所致。其症狀比菌痢輕，特點是大便呈果醬樣，具特殊腐敗臭味。

治療痢疾，常用以下茶方：

方1 ㊝㊙㊍㊩㊧

〔適用〕適於細菌性痢疾患者飲用。

〔配方〕綠茶2克。

〔用法〕綠茶放入砂鍋，加水100毫升，煎煮成50毫升，倒入茶杯，代茶飲用。每日4次，一般連用5～10日可獲痊癒。

〔功效〕消炎、殺菌、止痢。

方2 ㊢㊏㊟㊩

〔適用〕治療細菌性痢疾。適於腹疼、裡急後重、口渴心煩的患者飲用。

〔配方〕鮮馬齒莧750克。

〔用法〕將上藥洗淨，先乾蒸 5 分鐘，再搗爛取汁，盛入杯內，當茶隨意飲服。每日 1 劑。一般連飲 3～6 日可癒。

〔功效〕清熱、解毒、殺菌、止痢。

方 3 (紫)(參)(茶)

〔適用〕適於細菌性痢疾患者飲用。

〔配方〕紫參 25 克。

〔用法〕將上藥放入砂鍋內，加水 750 毫升，煎沸 15 分鐘，取汁倒入茶杯，代茶飲用。每日 1 劑，分 2 次飲服。一般連服 4～8 日痊癒。

〔功效〕殺菌，止痢。

方 4 (麻)(仁)(蜜)(茶)

〔適用〕治療赤白痢疾。適於體弱氣虛、赤白痢下的患者飲服。

〔配方〕火麻仁 3 克。

〔用法〕將上藥研為細末，放入茶杯，加入適量蜂蜜，沖入開水，攪勻，代茶飲用。每日 1～2 次。一般連服 3～7 日可獲痊癒。

〔功效〕潤燥、止痢。

方5 鴨舌草茶

〔適用〕適於治療赤白痢疾。

〔配方〕鴨舌草適量。

〔用法〕將鴨舌草洗淨曬乾，每次取 15 克放入茶杯，沖入開水，加蓋悶泡 10 分鐘，代茶飲用，每日 1～2 劑。一般連服 3～8 日可癒。

〔功效〕清熱、解毒、止痢。

方6 龍芽茶

〔適用〕適於赤白痢患者飲用。

〔配方〕龍芽草、陳茶葉各 10 克。

〔用法〕將上兩味藥放入砂鍋，加水 1000 毫升，煎沸 10 分鐘，取汁倒入茶杯內，代茶飲用。每日 1 劑，分 2 次飲服。一般連用 4～8 日可獲痊癒。

〔功效〕清熱利濕，止痢止血。

方7 石榴皮茶

〔適用〕適於阿米巴痢疾患者飲用。

〔配方〕石榴皮 15 克。

〔用法〕將上藥洗淨，切成片，放入砂鍋加水 750 毫升，煎沸 15 分鐘，取汁倒入茶杯，代茶飲用。每日 1 劑，可分 2～3 次飲服。連用 3～5 天可癒。

〔功效〕殺菌，驅蟲，止痢。

方8 鐵莧菜茶

〔**適用**〕適於阿米巴痢疾患者飲用。

〔**配方**〕鐵莧菜 10 克。

〔**用法**〕將鐵莧菜放入盛有開水的保溫瓶內,浸泡15 分鐘,取汁倒入茶杯,代茶飲用,每日 1 劑,頻頻飲服。連服 3~5 日可獲痊癒。

〔**功效**〕驅蟲、止痢。

方9 白頭翁茶

〔**適用**〕適於阿米巴痢疾患者飲用。

〔**配方**〕白頭翁 25 克。

〔**用法**〕將白頭翁放入砂鍋,加水 750 毫升,煎沸15 分鐘,取汁倒入茶杯內,代茶飲用。每日 1 劑,分 2次飲服。連用 3~5 日痊癒。

〔**功效**〕驅蟲、止痢。

十、嘔　吐

嘔吐是一種反射性動作,借以將胃中的內容物從口中突然排出。嘔吐原因很多,有高級神經活動障礙、顱內壓增高、新陳代謝障礙、藥物作用、胃黏膜受刺激、消化道阻塞、腹腔內臟器的炎症、心力衰竭等均可能引起嘔吐。

治療嘔吐常用以下茶方:

方1　扁豆蔓茶

〔適用〕適於嘔吐患者飲用。

〔配方〕扁豆蔓 10 克。

〔用法〕將扁豆蔓盛於砂鍋內，加入 750 毫升水，煎沸 15 分鐘，取汁倒入茶杯，代茶飲用。每日 1 劑，分 2 次飲服。一般連服 3～4 日可癒。

〔功效〕健脾、止吐。

方2　生薑和胃茶

〔適用〕適於嘔吐、噁心患者飲用。

〔配方〕生薑、紅茶各 3 克。

〔用法〕將生薑切成片與紅茶共放入茶杯內，沖入開水，加蓋悶泡 5 分鐘，代茶飲用。每日 1～2 劑。連用 3～6 天可獲痊癒。

〔功效〕溫中和胃，降逆止呃。

方3　蘿蔔葉茶

〔適用〕適用噁心、嘔吐患者飲用。

〔配方〕白蘿蔔葉 100 克。

〔用法〕將白蘿蔔葉搗爛，取汁盛於茶杯內，沖入開水，攪勻，代茶飲用。每日 1～2 劑，連用 3～5 日可癒。

〔功效〕消食化滯，健脾和胃。

方4　山楂麥芽茶

〔適用〕治療傷食嘔吐。適於脘腹脹滿、吐出不化食物、其味酸臭者飲用。

〔配方〕山楂 3 克，麥芽 10 克，紅糖適量。

〔用法〕將山楂切片放入鍋內炒至適度，再炒麥芽，取出放入砂鍋，加水 700 毫升，煎沸 15 分鐘，取汁倒入茶杯，加入紅糖，攪勻，代茶飲用。每日 1 劑，分 2 次飲服。連服 3～5 日可獲痊癒。

〔功效〕消食，止吐。

方5　甘蔗薑汁茶

〔適用〕治療胃氣不和，上逆而作嘔吐。適於胸中煩悶而頻吐痰涎者飲用。

〔配方〕甘蔗 1 段（約 30～40 公分），生薑 10 克。

〔用法〕先將甘蔗洗淨去皮，軋汁，再將生薑軋汁滴入蔗汁中調勻。代茶飲用，每日 3～6 劑。連用 3～5 日痊癒。

〔功效〕降逆止吐。

方6　烏梅茶

〔適用〕適用於嘔吐患者飲服。

〔配方〕烏梅 2 克，硼砂 1 克，紅茶 1.5 克。

〔用法〕將上3味藥放入茶杯，沖入開水加蓋悶泡10分鐘，代茶飲用。每日1劑，分2沖飲服。連服6～10日可獲痊癒。

〔功效〕降逆辟穢，和胃止嘔。

十一、呃　逆

呃逆是因迷走神經受激惹而引起膈肌痙攣所致，常因飲食不節、消化不良、胃病和上腹部手術後而引起。

常用治療呃逆的茶方如下：

方1　蔓荊子茶

〔適用〕適於呃逆者飲用。

〔配方〕炒蔓荊子15克。

〔用法〕將上藥放入砂鍋，加水500毫升，煎沸10分鐘，取汁倒入茶杯，代茶飲用。每日1劑，分2次飲服。一般連服1～3日可癒。

〔功效〕降逆止呃。

方2　柿蒂茶

〔適用〕適用於胃寒呃逆者飲用。

〔配方〕柿蒂3個，公丁香10克，生薑10克。

〔用法〕將上3味藥放入砂鍋，加水700毫升，煎沸15分鐘，取汁倒入茶杯，代茶飲用。每日1劑，分

2 次飲服。一般連用 1～3 日可癒。

〔功效〕降逆止呃。

方3 大刀豆茶

〔適用〕適於脾胃受寒所致的呃逆患者飲用。

〔配方〕大刀豆 30 克。

〔用法〕將大刀豆放入砂鍋，加水 500 毫升，煎沸 10 分鐘，取汁倒入茶杯，代茶飲用。每日 1 劑，分 2 次飲服。一般連用 2～3 日可癒。

〔功效〕降逆止呃。

方4 竹茹蘆根茶

〔適用〕適於治療胃熱呃逆、病後噦逆等。

〔配方〕竹茹、蘆根各 30 克，生薑 3 片。

〔用法〕將上 3 味藥放入盛有開水的保溫瓶內，浸泡 15 分鐘，取汁倒入茶杯，代茶飲用。每日 1 劑，可分數次飲服。連用 2～3 日痊癒。

〔功效〕清熱和胃，降逆。

十二、胃 痛

胃痛又稱胃脘痛，常見於急、慢性胃炎，胃或十二指腸潰瘍及胃神經官能症等，以胃脘部經常發生疼痛為特徵。多由暴飲暴食或飲食不潔引起，症見脘痛悶脹、

噯氣食少、噁心嘔吐或兼有腸鳴腹瀉等。

治療胃痛，常用以下茶方：

方1 胡椒大棗茶

〔適用〕適於虛寒性胃痛患者飲用。

〔配方〕胡椒 7 粒，大棗 3 枚。

〔用法〕將上 2 味藥放入砂鍋內，加水 500 毫升，煎沸 15 分鐘，取汁代茶飲用。每日 1 劑，分 2 次服。連用 25～35 日可獲明顯效果。

〔功效〕祛寒，養血，健胃。

方2 鬱金香附茶

〔適用〕適於虛寒性胃痛患者飲用。

〔配方〕鬱金 10 克，香附 30 克，甘草 15 克。

〔用法〕將上 3 味藥放入砂鍋內，加水 1000 毫升，煎沸 20 分鐘，取汁代茶飲。每日 1 劑，分 2 次飲服。連用 25～35 日可獲明顯療效。

〔功效〕行氣解鬱。

方3 茉莉花茶

〔適用〕適於治療慢性胃炎引起的脘腹脹痛。

〔配方〕茉莉花 6 克，石菖蒲 6 克，綠茶 10 克。

〔用法〕上藥研成細末，放入茶杯，沖入開水，加

蓋悶泡 15 分鐘，代茶飲用。每日 1 劑，分數次飲服。
一般連用 25～35 日可獲良好療效。

〔**功效**〕理氣、開鬱、辟穢、和中。

方4　棗橘茶

〔**適用**〕適於消化性潰瘍、胃脘痛患者飲用。

〔**配方**〕紅棗 10 枚，橘皮 10 克。

〔**用法**〕將紅棗炒焦，橘皮切碎，2 味藥同放入茶
杯內，沖入開水，加蓋悶泡 15 分鐘。代茶飲用，每日
1～3 劑。連服 10～20 日見效。

〔**功效**〕理氣，調中，燥溫，化痰。

方5　健胃茶

〔**適用**〕治療虛寒性淺表性胃炎。適於胃脘隱痛者
飲用。

〔**配方**〕徐長卿 4.5 克，北沙參、花橘紅、白芍各
3 克，生甘草 2 克，玫瑰花、紅茶各 1.5 克。

〔**用法**〕上藥共研為粗末，用布袋盛之，放入盛有
開水的保溫瓶內，浸泡 10 分鐘，取汁倒入茶杯，代茶
飲用，每日 1 劑，分數次飲服。連服 3 個月可基本治
癒。

〔**功效**〕和胃健脾，溫中活血。

方6　玫瑰花茶

〔**適用**〕治療脘腹脹痛。適於胸脇不舒、噁心、嘔吐、不思飲食的患者飲用。

〔**配方**〕玫瑰花 3 克。

〔**用法**〕將上藥放入茶杯，沖入開水，加蓋悶泡 5 分鐘，代茶飲用。每日 1 劑，可頻頻沖泡飲服。連服 60 日可獲明顯療效。

〔**功效**〕疏肝理氣，和胃止痛止嘔。

方7　佛手茶

〔**適用**〕適於治療肝胃失和所引起的胃脘脹痛及慢性胃炎及潰瘍所致的疼痛。

〔**配方**〕鮮佛手 25 克。

〔**用法**〕將佛手切片放入大茶缸內，沖入開水，加蓋悶泡 10 分鐘，代茶飲用。每日 1 劑，分數次飲服。連服 30～90 日可獲明顯療效。

〔**功效**〕疏肝理氣，和胃止痛。

方8　鹹檸檬茶

〔**適用**〕適於治療急、慢性胃腸炎所引起的胃脘痛。

〔**配方**〕檸檬 1 個。

〔**用法**〕將檸檬煮熟去皮，放入竹籃內曬乾，放入

瓷器內加適量食鹽醃製，貯藏時間越長效果越好。每次用時，取 1 枚放入茶杯內，沖入開水，加蓋悶泡 15 分鐘，代茶飲用。每日 1～3 次。連服 30～60 日可獲明顯療效。

〔功效〕理氣和胃，生津止渴。

十三、腹　痛

腹痛是指腹部發生疼痛的症狀，是臨床上常見的一種症狀，可能伴發於多種臟腑疾病中，如肝、膽、脾、胃、大小腸、子宮等臟腑，也可能產生於腹外器官的器質性病變。臨床上可分為急性腹痛、亞急性腹痛和慢性腹痛三類。

其治療腹痛，有以下幾種常見茶方：

方1 ⓵⓶⓷ 蘿蔔茶

〔適用〕適於治療氣滯腹痛。

〔配方〕白蘿蔔葉 4 個。

〔用法〕將白蘿蔔葉洗淨，切碎放入茶缸內，沖入開水，加蓋悶泡 10 分鐘，代茶飲用，每日 2 劑，可分數次飲服。一般連用 3～5 日可緩解疼痛。

〔功效〕行氣，健胃。

方2 二仁行氣茶

〔適用〕適於血脈瘀阻、阻隔大腸，以致腹部脹滿、大小便不通等症的患者飲用。

〔配方〕桃仁9粒，鬱李仁6克，當歸尾5克，小茴香1克，藏紅花1.5克。

〔用法〕將上藥放入砂鍋，加水700毫升，煎沸15分鐘，取汁倒入茶杯內，代茶飲用。每日1劑，每日數次飲服。一般連用7～10日可獲良好療效。

〔功效〕活血行氣。

方3 薑楂茶

〔適用〕適於傷食腹痛患者使用。

〔配方〕生薑15克，焦山楂15克，紅糖適量。

〔用法〕將生薑切片，焦山楂搗碎，2藥放入茶杯內，沖入開水，加蓋悶泡15分鐘，再加入紅糖，攪勻代茶飲用。每日1劑，可頻頻沖泡飲服。一般連用5～10日痊癒。

〔功效〕溫中消食。

方4 荔橘核茶

〔適用〕治療感寒腹痛。適於腹痛綿綿、喜熱喜按、面色黃白、口不渴者飲用。

〔配方〕荔枝核15克，橘核10克，紅糖適量。

〔用法〕將荔枝核、橘核共搗爛，放入茶杯內，沖入開水，加蓋悶泡 15 分鐘，調入紅糖代茶飲用。每日 1 劑，可頻頻沖泡飲用。連服 7～10 日可使疼痛緩解。

〔功效〕行氣散寒。

方5 芍朮茯苓茶

〔適用〕適於脾胃虛弱、食少便溏、腹中疼痛等症的患者飲用。

〔配方〕茯苓、白芍各 10 克，白朮 6 克，炙甘草 3 克。

〔用法〕將上 4 味藥放入砂鍋，加水 700 毫升，煎沸 15 分鐘，取汁倒入茶杯，代茶飲用。每日 1 劑，可分 2 次飲服。連服 7～10 日痊癒。

〔功效〕健脾養胃，緩急止痛。

十四、血　尿

血尿是指小便內帶血，多見於泌尿系的炎症、外傷、結石、結核、腫瘤等病。尿血時常伴有尿急、尿痛、尿頻等症狀。

現將治療血尿的常用茶方介紹如下：

方1 茅根小薊茶

〔適用〕適於治療血尿。

□神奇藥茶療法　下篇茶方

〔配方〕白茅根 15 克，小薊 15 克，食糖適量。

〔用法〕將上藥放於大茶缸內，沖入開水，加蓋悶泡 15 分鐘，代茶飲用，每日 1 劑。可頻頻沖泡飲服。連服 15～35 日可獲理想的治療效果。

〔功效〕涼血止血，清熱利尿。

方2 金錢草茶

〔適用〕適於血尿患者飲用。

〔配方〕金錢草 30 克，萹蓄 20 克。

〔用法〕將上 2 味藥，放入盛有熱水的保溫瓶內，浸泡 15 分鐘，取汁倒入杯內，代茶飲用。每日 1 劑，分數次飲服。一般連飲 20～40 日可獲理想療效。

〔功效〕利水通淋，解毒殺蟲。

方3 荷梗木通茶

〔適用〕適於血尿患者飲用。

〔配方〕荷梗 30 克，萹蓄 30 克，木通 15 克，甘草 15 克。

〔用法〕將上藥放於砂鍋內，加水 700 毫升，煎沸 25 分鐘，取汁代茶飲用，每日 1 劑，分 2 次飲服。連服 20～30 日可獲明顯療效。

〔功效〕利水通淋，除熱止血。

十五、尿瀦留

尿瀦留是膀胱被尿液充脹而不能排出。多由中樞神經疾患或尿道狹窄、結石、前列腺肥大、尿道周圍膿腫引起。其主要表現為，下腹部膀胱充脹，有強烈尿意，但不能排出或僅排出點滴尿液，可有陣發性收縮疼痛。

常用以下茶方治療尿瀦留：

方1　地膚子茅根茶

〔適用〕適於治療氣虛性尿閉。

〔配方〕地膚子 15 克，白茅根 30 克。

〔用法〕將上藥放入盛有開水的保溫瓶內，浸泡15分鐘，取汁倒入茶杯，代茶飲用，每日 1 劑，分數次飲服。連飲 5～15 日可獲明顯療效。

〔功效〕清熱利濕，利水通淋。

方2　血余炭茶

〔適用〕適於治療小便不利。

〔配方〕血余炭 10 克。

〔用法〕將血余炭放入茶杯，沖入開水，攪勻，代茶飲用，每日 1～2 次。連飲 5～10 日可獲明顯療效。

〔功效〕補陰利尿。

方3 ⓐ⑦ⓝ⑧⑨⑩⑪⑫

〔適用〕適於治療小便澀痛。

〔配方〕白茅根 30 克，車前子 8 克，萱麻根 15 克。

〔用法〕將上藥放入盛有開水的保溫瓶內，浸泡20 分鐘後，取汁倒入茶杯，代茶飲用。每日 1 劑，分數次 飲服。連用 5～20 日可獲理想療效。

〔功效〕清熱利尿。

十六、脇　痛

脇痛是指以脇肋一側或兩側疼痛為主的病症。可能 伴發肝病、膽病、肋間神經痛、胸膜炎等疾病中。多因 生氣、外傷、精血虧損等原因所致。

治療脇痛常用以下茶方：

方1 ⓒⓓⓔⓕ

〔適用〕適於治療肝胃氣痛、胸脇脹滿作痛、胃脘 痛等症。

〔配方〕玫瑰花 10 克。

〔用法〕將玫瑰花放入茶杯內，沖入開水加蓋悶泡 10 分鐘，代茶飲用。每日 1 劑，可頻頻沖泡飲服。連 服 5～7 日見效。

〔功效〕行氣和血，疏肝解鬱。

方2 青皮麥芽茶

〔**適用**〕適於肝鬱氣滯、橫逆犯胃的兩脇脹痛的患者飲用。

〔**配方**〕青皮 10 克，麥芽 30 克。

〔**用法**〕將上藥放入盛有開水的保溫瓶內，浸泡20分鐘，取汁倒入茶杯，代茶飲用，每日 1 劑，分數次飲服。連服 5～8 日見效。

〔**功效**〕疏肝理氣，和胃。

方3 棗根茶

〔**適用**〕治療胸痛。適於內傷瘀血、咳嗽急劇、心煩、氣急的患者飲用。

〔**配方**〕酸棗根 20 克。

〔**用法**〕將酸棗根放入砂鍋內，加水 750 毫升，煎沸 25 分鐘，取汁倒入杯內，代茶飲用。每日 1 劑，分數次飲服。連服 10～20 日可癒。

〔**功效**〕散寒行瘀。

方4 綠梅茶

〔**適用**〕適於肝胃氣痛、兩脇脹滿的患者飲用。

〔**配方**〕酸梅、綠茶各 6 克。

〔**用法**〕將上藥放入茶杯，沖入開水，加蓋悶泡15分鐘，代茶飲用。每日 1 劑，可頻頻沖泡飲用。連用

10～15 日可獲明顯療效。

〔功效〕散寒行瘀。

方5 蘇木茶

〔適用〕治療脇痛。適用因跌仆瘀血停滯所致，脇肋疼痛如刺的患者飲用。

〔配方〕蘇木 12 克。

〔用法〕將蘇木放入砂鍋內，加水 500 毫升，煎沸25 分鐘，取汁倒入茶杯內。代茶飲用，每日 1 劑，分 2 次飲服。連服 20～30 日可獲痊癒。

〔功效〕祛瘀通絡，活血止痛。

十七、傳染性肝炎

傳染性肝炎是由病毒引起的一種傳染病。經消化道傳染，主要侵犯肝臟，多見於兒童和青壯年。主要症狀是腹脹、噁心、嘔吐、食慾減退、乏力，有時會伴有發燒。出現黃疸的叫黃疸型肝炎；無黃疸的叫無黃疸型肝炎。

防治傳染性肝炎常用下列茶方：

方1 稻根紅棗茶

〔適用〕適於預防傳染性肝炎。

〔配方〕糯稻根 50 克，紅棗 5 枚。

〔**用法**〕上藥放入砂鍋內,加水 500 毫升,煎沸20分鐘,取汁代茶飲用。每日 1 劑,分 2 次飲服,連用7～14 日可得到預防傳染性肝炎的效果。

〔**功效**〕養血護肝。

方2 茵陳丹參茶

〔**適用**〕適於治療急性黃疸型肝炎。

〔**配方**〕茵陳 30 克,丹參 60 克,紅糖適量。

〔**用法**〕將上藥放入盛有開水的保溫瓶內,浸泡20分鐘,取汁代茶飲用。每日 1 劑,頻頻飲用。連服 20～30 日見效。

〔**功效**〕清利濕熱,退黃疸。

方3 茵陳枯草茶

〔**適用**〕適於急性黃疸型肝炎患者飲用。

〔**配方**〕茵陳 30 克,夏枯草 15 克,大棗 10 枚。

〔**用法**〕將上藥放入盛有開水的保溫瓶內,浸泡20分鐘,取汁倒入茶杯內,代茶飲用。每日 1 劑,頻頻飲用。連服 15～30 日見效。

〔**功效**〕清肝火,散鬱結,平肝陽,退黃疸。

方4 胡蘿蔔纓茶

〔**適用**〕適於防治急性黃疸型肝炎。

〔配方〕乾胡蘿蔔纓 200 克。·

〔用法〕將上藥放入砂鍋，加水 1500 毫升，煎沸 20 分鐘，取汁代茶飲用。每日 1 劑，分數次飲用。連服 10～15 日可獲明顯療效。

〔功效〕退黃疸，清肝火。

方5 酸棗茶

〔適用〕適於治療肝炎。

〔配方〕酸棗適量。

〔用法〕將上藥放入砂鍋內，加入水，水面超出棗面 2 公分左右，煎沸 15 分鐘，吃棗喝湯。每日 1 劑。連服 20～30 日可獲明顯療效。

〔功效〕可降低轉氨酶·

方6 青葉板藍根茶

〔適用〕適於急性肝炎患者飲用。

〔配方〕大青葉、板藍根各 30 克，茶葉 15 克。

〔用法〕上藥放入盛有開水的保溫瓶內，浸泡 30 分鐘後，取汁倒入茶杯，代茶飲用，每日 1 劑，可分數次飲服。連服 15～30 日見效。

〔功效〕清熱解毒，利濕退黃。

方7 垂盆草茶

〔適用〕適於治療病毒性肝炎。

〔配方〕垂盆草 60 克，紅糖適量。

〔用法〕將垂盆草放入盛有開水的保溫瓶內，浸泡 30 分鐘，取汁倒入茶杯內，代茶飲用。每日一劑，頻頻飲用。連飲 25～50 日見效。

〔功效〕清熱，除濕，解毒。

十八、膽囊炎

膽囊炎是由細菌感染、高度濃縮的膽汁或反流入膽囊的胰液的化學刺激所引起的膽囊炎性疾病，以發熱、右上腹痛及壓痛、嘔吐、白細胞增高為臨床表現。

治療膽囊炎，常用以下茶方：

方1 玉米鬚茶

〔適用〕適於膽囊炎患者飲用。

〔配方〕玉米鬚適量。

〔用法〕將玉米鬚放入砂鍋中，加水適量，煎沸 5 分鐘，取汁倒入茶杯，代茶飲用。每日 1 劑，可頻頻飲用。連服 15～25 日見效。

〔功效〕泄熱，利膽。

方2　金錢敗醬茶

〔適用〕適於治療慢性膽囊炎。

〔配方〕金錢草、敗醬草、茵陳各 30 克，白糖適量。

〔用法〕將前 3 味藥放入盛有開水的保溫瓶內，浸泡 30 分鐘後，取汁倒入茶杯，加入白糖，代茶飲用。每日 1 劑，頻頻飲服。連服 30～90 日有明顯療效。

〔功效〕利膽、消炎。

方3　馬蹄金茶

〔適用〕適於治療膽囊炎。

〔配方〕馬蹄金 60 克，青皮 9 克，鬱金 10 克，茵陳 15 克。

〔用法〕上藥放入砂鍋內，加水 1500 毫升，煎沸 15 分鐘，取汁倒入茶杯，代茶飲用。每日 1 劑，頻頻飲服。連服 30～60 日可獲明顯療效。

〔功效〕清熱，利膽。

十九、瘧　疾

瘧疾是由蚊子傳播的一種傳染病，是由於瘧原蟲寄生在人體網狀內皮系統及血液所引起的。發病急，寒顫，高燒，劇烈頭痛，至大汗後燒退，呈周期性發作，有時伴有全身痛、噁心、嘔吐等症狀。周期性發作，有

隔 1 日發 1 次，有隔 2 日發 1 次的。但每日或隔 1 日發
1 次的最多見。

治療瘧疾常用以下幾種茶方：

方1 ㊀㊙㊑

〔適用〕適於瘧疾患者飲用。

〔配方〕醋 30 克，小蘇打 3 克。

〔用法〕上 2 味藥放入茶杯內，混合後，代茶快速
飲服，在發作前半小時服用。服 2～3 次，痊癒。

〔功效〕殺蟲截瘧。

方2 ㊦㊙㊑

〔適用〕適於瘧疾患者飲用。

〔配方〕常山 9 克，草果 6 克，檳榔 15 克，厚朴
9 克。

〔用法〕將上藥放入盛有開水的保溫瓶內，浸泡30
分鐘後，取汁倒入茶杯，代茶飲用。每日 1 劑，頻頻飲
服。連服 3～7 日痊癒。

〔功效〕溫中截瘧。

方3 ㊀㊙㊑㊚㊑

〔適用〕適於瘧疾患者飲用。

〔配方〕常山 9 克，柴胡 6 克，半夏 6 克。

〔用法〕將上藥放入盛有開水的保溫瓶內，浸泡30分鐘後，取汁倒入茶杯，代茶飲用。每日１劑，頻頻飲服。連服３～７日痊癒。

〔功效〕殺蟲截瘧。

二十、高血壓病

高血壓病大多是由高級神經活動紊亂所引起，稱為原發性高血壓。由其他疾病所引起的血壓增高，稱為繼發性高血壓。主要診斷標準是動脈血壓長期超過 18.7/12.0KPa（140/90 毫米汞柱）以上。

主要症狀有頭暈、頭痛、心悸、失眠、耳鳴、心煩、記憶力減退、顏面潮紅及全身無力或有肢體麻木等。晚期可能併發心、腦、腎等疾患。

治療高血壓病，常用如下茶方：

方1 茜草高粱茶

〔適用〕適於治療高血壓病。

〔配方〕茜草、高粱穗、茶葉、紅糖各 15 克。

〔用法〕將上藥放入盛有開水的保溫瓶內，浸泡30分鐘後，倒入茶杯，代茶飲用。每日１劑，分數次飲服。連服 30～50 日可獲痊癒。

〔功效〕涼血，降壓。

方2 栀子茶

〔適用〕治療高血壓病。適於頭痛、頭暈等症患者飲用。

〔配方〕芽茶、栀子各 30 克。

〔用法〕上藥放於砂鍋，加水 750 毫升，煎沸 15 分鐘，取汁倒入茶杯內，代茶飲用。每日 1 劑，分 2 次飲服。一般連服 30～40 日見效。

〔功效〕瀉火清肝，涼血降壓。

方3 草決明茶

〔適用〕適於治療高血壓病。症見頭痛、頭暈、目眩等症患者飲用。

〔配方〕草決明 30 克，夏枯草、茺蔚子各 18 克，生石膏 60 克，黃芩、茶葉、槐角、鈎藤各 15 克。

〔用法〕將上藥放入砂鍋，加水 1000 毫升，煎沸 20 分鐘，取汁倒入茶杯，代茶飲用。每日 1 劑，分 2 次飲服。一般連服 30～40 日見效。

〔功效〕清肝瀉火，降壓。

方4 槐菊茶

〔適用〕治療高血壓。適於頭痛、頭脹、眩暈等症的患者飲用。

〔配方〕槐花、菊花、綠茶各 3 克。

〔用法〕將上藥放入茶杯,沖入開水,加蓋悶泡 5 分鐘,代茶飲用。每日 1 劑,頻頻沖泡飲服。連服 60 日可獲明顯療效。

〔功效〕平肝祛風,清火降壓。

方5 明麻茶

〔適用〕治療高血壓病。適於頭暈目眩、煩躁不安、肝陽上亢者飲用。

〔配方〕炒決明子 12 克,羅布麻 10 克。

〔用法〕上藥放入茶杯,沖入開水,加蓋悶泡 15 分鐘。每日 1 劑,頻頻沖泡飲服。連服 60 日可獲明顯療效。

〔功效〕清熱平肝,降壓降脂。

方6 菊明茶

〔適用〕適於治療高血壓、習慣性便秘等。

〔配方〕白菊花 10 克,草決明 15 克。

〔用法〕將上藥放入茶杯內,沖入開水,加蓋悶泡 10 分鐘,代茶飲用。每日 1 劑,頻頻沖泡飲服。連服 30～60 日可獲明顯療效。

〔功效〕清肝降壓,潤腸通便。

方7 羅布麻葉茶

〔適用〕適於高血壓病患者飲用。

〔配方〕羅布麻葉 25 克。

〔用法〕將上藥放入茶杯內，沖入開水，加蓋悶泡 10 分鐘，代茶飲用。每日 1 劑，頻頻沖泡飲服。連服 30～60 日可獲明顯療效。

〔功效〕降壓降脂。

二十一、貧　血

貧血是指體內血液中紅血球數目或血紅蛋白量低於正常值。貧血的原因很多，有缺鐵性貧血、再生障礙性貧血等。前者症狀為皮膚黏膜蒼白、無力、心慌、頭暈、氣促等；後者主要症狀為全血性貧血和皮膚黏膜出血等。治療貧血常用以下茶方：

方1 仙鶴草棗茶

〔適用〕適於缺鐵性貧血患者飲用。

〔配方〕仙鶴草 15 克，紅棗 10 枚。

〔用法〕將上藥放入茶缸內，沖入開水，加蓋悶泡 15 分鐘，代茶飲用。每日 1 劑，頻頻沖泡飲服。連服 30～60 日可癒。

〔功效〕補血養血。

方2 ㉒㉖㉖㉒ 當歸黃精茶

〔適用〕適於治療缺鐵性貧血。

〔配方〕當歸、黃精各 20 克。

〔用法〕將上藥放入盛有開水的保溫瓶內，浸泡30分鐘，代茶飲用。每日 1 劑，頻頻飲服，連服 30～60日可癒。

〔功效〕補血益氣。

方3 ㉒㉖㉖㉒ 丹參當歸茶

〔適用〕適於再生障礙性貧血患者飲用。

〔配方〕丹參、當歸、地骨皮各 15 克，白芍 20克，地錦草 50 克，女貞子 25 克，三七粉 10 克。

〔用法〕將上藥放入砂鍋內，加水 2500 毫升，煎沸 15 分鐘，取汁倒入茶杯，代茶飲用。每日 1 劑，分2 次飲服。連服 20～40 日見效。

〔功效〕補血養血。

方4 ㉒㉖㉖㉒ 山藥荊皮茶

〔適用〕適於治療再生障礙性貧血。

〔配方〕山藥 50 克，紫荊皮 15 克，大棗 10 枚。

〔用法〕上藥放入砂鍋內，加水 2000 毫升，煎沸25 分鐘，取汁倒入茶杯，代茶飲用。每日 1 劑，分 2次飲服。連服 20～40 日見效。

〔功效〕補血，養血。

二十二、糖尿病

糖尿病是一種新陳代謝疾病，是因胰島素缺少而引起糖代謝紊亂所致。糖不能被身體組織利用而滯留血中，血糖升高，糖由腎排出，即產生糖尿。其主要症狀是多尿、多喝、多吃；消瘦。重者糖代謝紊亂繼而引起蛋白質和脂肪代謝失調，致使脂肪代謝中間產物酮體在體內滯留過多，引起酸中毒或昏迷。

治療糖尿病，常用以下茶方：

方1 沙苑蒺藜茶

〔適用〕適於糖尿病患者飲用。

〔配方〕沙苑蒺藜 25 克。

〔用法〕將上藥放入盛有開水的保溫瓶內，浸泡30分鐘後，取汁倒入茶杯，代茶飲用，每日 1 劑，飯後服用。10 天為 1 個療程，隔 10 天再服 1 療程。可反覆3～5 個療程。

〔功效〕補腎固精，縮小便。

方2 玉米鬚薏苡仁茶

〔適用〕適於糖尿病患者飲用。

〔配方〕玉米鬚 100 克，薏苡仁 50 克，炒綠豆 50

克。

〔用法〕將上藥放入砂鍋，加水 2500 毫升，煎沸 20 分鐘，取汁倒入茶杯，代茶飲用。每日 1 劑，分 2 次飲服。連服 30～50 日可見效。

〔功效〕健脾，清熱，降糖。

方3 天花粉茶

〔適用〕適於治療糖尿病。

〔配方〕天花粉 125 克。

〔用法〕將天花粉製成粗末。每日 15～20 克，每次取天花粉 5 克放入茶杯，沸水沖泡，代茶飲用。每日 3～4 次。連飲 6 日為 1 療程。休息 3 日再服下 1 療程。反覆 7～8 個療程可見效。

〔功效〕清熱，生津，止渴。

方4 瓜蔞根冬瓜茶

〔適用〕治療糖尿病。適於肺胃燥熱、煩渴多飲、飲不解渴、飲水無度、善饑形瘦的患者飲用。

〔配方〕瓜蔞根（天花粉）25 克，冬瓜 100 克。

〔用法〕將上藥加水 1000 毫升於砂鍋內，煎沸 15 分鐘後，取汁倒入茶杯，代茶飲用。每日 1 劑，分 2 次飲服。連飲 30～90 日可見效。

〔功效〕清潤肺胃，生津止渴。

方5 石斛冰糖茶

〔**適用**〕治療糖尿病。

〔**配方**〕石斛 15 克，冰糖適量。

〔**用法**〕將石斛與冰糖放入茶缸內，沖入開水，加蓋悶泡 15 分鐘，代茶飲用。每日 1 劑，可頻頻沖泡飲用。連飲 30～90 日可見效。

〔**功效**〕生津益胃，清熱養陰。

方6 生地石膏茶

〔**適用**〕治療糖尿病。適於口渴多飲、多食善饑等症的患者飲用。

〔**配方**〕生地 30 克，石膏 60 克。

〔**用法**〕先將石膏打碎，同生地放入砂鍋內，加水 1000 毫升，煎沸 20 分鐘，取汁倒入茶碗，代茶飲用。每日 1 劑，分 2 次飲服。連服 30～90 日可見效。

〔**功效**〕清熱，生津，止渴。

方7 山藥茶

〔**適用**〕適於治療糖尿病。

〔**配方**〕山藥 250 克。

〔**用法**〕將山藥切片，放入砂鍋內，加水 2000 毫升，煎沸 30 分鐘，取汁代茶飲用。每日 2 次。連服 60～90 日可見效。

〔功效〕健脾，補肺，固腎，益精。

二十三、神經衰弱

神經衰弱是一種由精神因素引起的神經機能暫時失調的疾病。其主要症狀為頭暈、頭痛、失眠、多夢、健忘、心悸、憂慮、注意力不集中等。

其治療常用以下茶方：

方1 花生葉茶

〔適用〕治療神經衰弱。適於失眠患者飲用。

〔配方〕花生葉 250 克。

〔用法〕將上藥放入砂鍋，加水 6000 毫升，煎沸 30 分鐘，取汁，代茶飲用。每日 1 劑，可頻頻飲服。連飲 15～40 日可癒。

〔功效〕養心，安神。

方2 酸棗根丹參茶

〔適用〕適於治療神經衰弱。

〔配方〕酸棗樹根 50 克，丹參 25 克。

〔用法〕將上藥放入砂鍋內，加水 2000 毫升，煎沸 30 分鐘，取汁代茶飲用。每日 1 劑，分 2 次飲服。連飲 30～40 日可癒。

〔功效〕養血，安神。

方3 ㊙㊙㊙㊙㊙㊙茶

〔適用〕適於治療失眠。

〔配方〕酸棗仁 50 克，合歡皮 50 克。

〔用法〕將上藥放入砂鍋，加水 1500 毫升煎沸 25 分鐘，取汁，代茶飲用。每日 1 劑，分 2 次飲服。連服 30～60 日可癒。

〔功效〕安神，解鬱。

方4 ㊙㊙㊙㊙茶

〔適用〕治療失眠。適於易驚易怒、心悸健忘等症患者飲用。

〔配方〕燈心草、鮮竹葉各 60 克。

〔用法〕將上 2 藥放入盛有開水的保溫瓶內，浸泡 30 分鐘，取汁代茶飲用。每日 1 劑，頻頻飲用。連服 30～40 日可癒。

〔功效〕清心安神，鎮驚定志。

方5 ㊙㊙茶

〔適用〕適於心神不安、失眠、心悸患者飲用。

〔配方〕龍齒 9 克，石菖蒲 3 克。

〔用法〕先將龍齒放入砂鍋，加水 750 毫升，煎沸 10 分鐘，再加入石菖蒲，煎沸 15 分鐘，取汁，代茶飲用，每日 2 劑，頻頻飲服。連服 30～40 日可癒。

〔**功效**〕益氣鎮驚，安神定志。

方6 茯神棗仁茶

〔**適用**〕適於治療心氣不足而致的虛煩不眠。

〔**配方**〕茯神、棗仁各 10 克。

〔**用法**〕將上 2 味藥研碎，放入茶杯，加入開水，加蓋悶泡 20 分鐘，代茶飲用。每日 1 劑，可頻頻沖泡，飲服，連服 30～40 日可癒。

〔**功效**〕養心安神，鎮靜催眠。

方7 蓮子心茶

〔**適用**〕適於治療心火內積所致的煩躁不眠。

〔**配方**〕蓮子心 2 克，生甘草 3 克。

〔**用法**〕將上 2 味藥放入茶杯，沖入開水，加蓋悶泡 5 分鐘，代茶飲用。每日 1 劑，可頻頻沖泡服用。連服 30～40 日可癒。

〔**功效**〕瀉心火，祛煩躁。

方8 柏子仁茶

〔**適用**〕適於血虛心悸、失眠盜汗的患者飲用。

〔**配方**〕炒柏子仁 15 克。

〔**用法**〕把炒香的柏子仁砸碎，放入茶杯內，沖入開水，加蓋悶泡 15 分鐘，代茶飲用。每日 1 劑，可頻

□ 神奇藥茶療法　下篇茶方

頻沖泡飲用。連服 30～40 日可癒。

〔功效〕養心安神，潤腸通便。

二十四、中　暑

中暑是由高溫環境引起的體溫調節中樞功能障礙，汗腺功能衰竭和水、電解質流失過量所致的一種病理生理綜合症。多是由於在高溫（>35℃）或強輻射的環境下連續工作超過一定時間所致，老年、體弱、疲勞、肥胖、饑餓、脫水或原有其他疾病者均為易患。輕度中暑會有頭暈、頭痛、口渴、多汗、乏力、心悸、面色潮紅、心動過速、體溫升高（>38.5℃）等症狀。

治療中暑常用以下茶方：

方1 荷花茶

〔適用〕適於輕度中暑患者飲用。

〔配方〕鮮荷花 6 朵。

〔用法〕將鮮荷花放入砂鍋內，加水 500 毫升，煎沸 3 分鐘，取汁倒入茶杯，冷涼代茶飲用，每日 1～2 劑。連用 3 日可癒。

〔功效〕清暑利溫，升陽止血。

方2 絲瓜綠豆茶

〔適用〕適於中暑患者飲用。

〔配方〕鮮絲瓜花 8 朵，綠豆 100 克。

〔用法〕先將綠豆放入砂鍋內，加水 500 毫升，煎沸 15 分鐘後，撈出綠豆，再放入絲瓜花煮沸，取汁，倒入茶杯，代茶飲用。每日 1 劑，分 2 次飲服。連服 3 日見效。

〔功效〕清熱降暑。

方3 青蒿薄荷茶

〔適用〕適於中暑發熱者飲用。

〔配方〕青蒿 15 克，薄荷 5 克。

〔用法〕上藥放入茶杯內，沖入開水，加蓋悶泡15 分鐘，待冷後代茶飲用，每日 1 劑，分數次飲服。連用 3 日可癒。

〔功效〕清虛熱，解暑。

方4 荷葉扁豆茶

〔適用〕適於中暑頭暈者飲用。

〔配方〕鮮荷葉 1 張，白扁豆 100 克。

〔用法〕將鮮荷葉切碎，同白扁豆放入砂鍋內，加入 1500 毫升水，煎沸 20 分鐘，取汁，代茶飲用，每日 1 劑，分 2 次飲服。連服 3 日可癒。

〔功效〕清熱降暑。

方5 綠豆酸梅茶

〔適用〕適於治療暑熱、煩躁、燥熱等症。

〔配方〕綠豆 100 克，酸梅 50 克，白糖適量。

〔用法〕上藥前 2 味，放入砂鍋，加水 1500 毫升，煎沸 20 分鐘，取汁倒入茶杯，加入白糖，攪溶拌勻，待涼後代茶飲用，每日 1 劑，分 2 次飲服。連服 3 日可癒。

〔功效〕清熱，解暑。

方6 酸梅茶

〔適用〕適用於夏季暑熱煩渴等症患者飲用。

〔配方〕酸梅 20 個，冰糖適量。

〔用法〕將酸梅、冰糖放入大茶缸內，沖入開水，加蓋悶泡，待涼後代茶飲用，每日 1 劑，可頻頻飲服。連服 3～5 日可癒。

〔功效〕生津，止渴。

二十五、低 燒

低燒是指體溫長期在 37.5℃～38℃之間。最常見的病因是肝膽系、泌尿系、結核病灶感染，其次為內分泌及中樞神經機能紊亂、膠原性疾病、腫瘤、寄生蟲病等。大多數病人經過詳細檢查及一定時間的觀察，是可以找到病因的。找到病因後，可針對病因進行治療。

下面是未找到明確病因前的常用茶方：

方1 清熱茶

〔**適用**〕適於暑熱、溫病消渴、黃疸、熱淋、癰腫、腸胃等病症患者飲用。

〔**配方**〕蕹菜 200 克，荸薺 150 克。

〔**用法**〕將蕹菜、荸薺分別洗淨；蕹菜切成寸段，荸薺拍碎；同放入砂鍋內，加水 2500 毫升，煎沸 20 分鐘，取汁，代茶飲用。每日 1 劑，分數次飲服。連服 4～8 日見效。

〔**功效**〕清熱，解毒。

方2 茅根竹蔗茶

〔**適用**〕適於熱病津傷、心煩口渴、鼻衄、尿血、小便不利等症患者飲用。

〔**配方**〕鮮白茅根 60 克，竹蔗 250 克。

〔**用法**〕將上藥放入砂鍋，加入 1500 毫升水，煎沸 20 分鐘，取汁倒入茶杯，代茶飲用，每日 1 劑，可頻頻飲服。連服 5～10 日見效。

〔**功效**〕清熱、涼血、生津、潤燥。

方3 石斛茶

〔**適用**〕適於熱病傷津及陰虛津虧而有虛熱的病症

患者飲用。

〔**配方**〕耳環石斛 30 克。

〔**用法**〕將上藥放入砂鍋，加水 500 毫升，煎沸20
分鐘，取汁倒入茶杯，代茶飲用。每日 1 劑，分 2 次飲
服。連服 5～10 日見效。

〔**功效**〕開胃健脾，清熱保津。

方4 枸杞葉茶

〔**適用**〕適於虛勞發熱、熱毒瘡腫、煩渴等症患者
飲服。

〔**配方**〕枸杞嫩葉適量。

〔**用法**〕春夏季採摘枸杞嫩葉，洗淨，用開水稍
燙，撈出後濾乾水分，在陽光下曬乾，放入鐵鍋內，用
小火炒成黃褐色，裝入容器，密封，備用。服用時取枸
杞葉 6 克，放入茶杯，沖入開水，加蓋悶泡 10 分鐘，
代茶飲用。每日 2～3 劑。連用 3～10 日。

〔**功效**〕補虛益精，清熱止渴，祛風明目。

方5 栀子赤芍茶

〔**適用**〕適於治療肝膽系感染而引起的低燒。

〔**配方**〕栀子 10 克，赤芍 12 克，板藍根 18 克，
茵陳 12 克，柴胡 12 克，麥冬 12 克，蒲公英 18 克，金
銀花 12 克，龍膽草 6 克，青蒿 12 克。

〔用法〕將上藥放入砂鍋內，加水 1500 毫升，煎沸 15 分鐘，取汁代茶飲用。每日 1 劑，分 2 次飲服。連服 8～12 日見效。

〔功效〕清熱，解毒，舒肝利膽。

方6 蒼白朮茶

〔適用〕適於脾胃濕熱的患者飲用。

〔配方〕蒼朮 9 克，白朮 12 克，豬苓 9 克，雞內金 12 克，神麴12 克，陳皮 9 克，清半夏 9 克，枳殼 12 克。

〔用法〕將上藥放入砂鍋內，加水 1500 毫升，煎沸 15 分鐘，取汁代茶飲用。每日 1 劑，分 2 次飲服。連服 8～12 日見效。

〔功效〕健脾和胃，祛濕清熱。

二十六、頭 痛

頭痛是最常見的臨床症狀之一，原因很多，多數是由五官科疾病、各種急慢性傳染病、高血壓、貧血、神經衰弱等疾病所引起。其他如腦瘤、腦炎、腦膜炎、腦出血、腦震盪等病也能引起頭痛。

治療頭痛常用以下茶方：

方 1 白芷川芎茶

〔適用〕適於偏頭痛患者飲用。

〔配方〕白芷 9 克，川芎 9 克。

〔用法〕將上藥放入砂鍋內，加水 500 毫升，煎沸 15 分鐘，取汁代茶飲用。每日 1 劑，分 2 次飲服。連服 5～10 日見效。

〔功效〕散寒解表，活血行氣，祛風止痛。

方 2 遠志大棗茶

〔適用〕適於治療神經性頭痛。

〔配方〕遠志 9 克，大棗 7 枚。

〔用法〕將上藥放入砂鍋內，加水 500 毫升，煎沸 15 分鐘，取汁，代茶飲。每日 1 劑，分 2 次飲服。連服 5～10 日見效。

〔功效〕養血安神，益智開竅。

方 3 白芷菊花茶

〔適用〕適於頭痛、三叉神經痛患者飲用。

〔配方〕白芷、菊花各 9 克。

〔用法〕將上藥放入茶杯內，沖入開水，加蓋悶泡 20 分鐘，代茶飲用。每日 1 劑，可頻頻沖泡飲服。連服 5～10 日見效。

〔功效〕祛風燥濕，清利頭目。

方4 ⓪ⓢⓣ

〔**適用**〕治療頭痛。適於頭痛如裹、肢體倦重、胸悶食少、小便不利等症患者飲用。

〔**配方**〕鮮藿香 10 克。

〔**用法**〕將上藥放入茶杯，沖入開水，加蓋悶泡15分鐘，代茶飲用。每日 1 劑，可頻頻沖泡飲服。連飲 5～10 日見效。

〔**功效**〕化濕，解暑，和中。

二十七、眩　暈

眩暈是一種症狀，常見於成人。多由高血壓、貧血、神經衰弱等病引起。自覺頭暈、頭脹、身體不穩等。

治療眩暈常用以下茶方：

方1 ⓢⓔⓐ

〔**適用**〕適於頭暈者飲用。

〔**配方**〕蒼耳頂端嫩芽適量。

〔**用法**〕採摘蒼耳頂端嫩芽，洗淨陰乾，盛入容器內密封，備用。服用時取蒼耳芽 10 克放入茶杯內，沖入開水，加蓋悶泡 15 分鐘，代茶飲用。每日 1 劑，分 2 次飲服。連服 5～10 日見效。

〔**功效**〕散風通竅，清熱解毒。

方2 鈎藤茶

〔適用〕適於治療老年頭暈。

〔配方〕鈎藤 10 克。

〔用法〕將鈎藤放入茶杯，沖入開水，加蓋悶泡20分鐘，每日 1 劑，可頻頻沖泡飲服。連飲 5～10 日見效。

〔功效〕熄風止痙，清熱平肝。

方3 向日葵茶

〔適用〕適於治療老年頭暈。

〔配方〕向日葵頭 1 個。

〔用法〕將向日葵頭撕碎，放入砂鍋內，加水 750 毫升，煎沸 15 分鐘，取汁，代茶飲用。每日 1 劑，分 2 次飲服。連服 5～10 日見效。

〔功效〕祛風明目。

方4 夏枯草荷葉茶

〔適用〕適於治療頭痛目眩。

〔配方〕夏枯草 10 克，荷葉 12 克。

〔用法〕將上藥放入茶缸內，沖入開水，加蓋悶泡 15 分鐘，代茶飲服。每日 1 劑，分數次沖泡飲服。連服 5～10 日見效。

〔功效〕養肝補血，清降風火。

方5　杜仲茶

〔適用〕適於高血壓合併心臟病及腰痛等患者飲用。

〔配方〕杜仲葉、優質綠茶各 10 克。

〔用法〕上藥放入茶缸內，沖入開水，加蓋悶泡15分鐘，代茶飲服。每日 1 劑，分數次沖泡飲服。連服 5～10 日見效。

〔功效〕降壓平血，補肝腎，強筋骨。

方6　蓮心茶

〔適用〕適於高血壓、頭暈者飲用。

〔配方〕蓮子心 3 克。

〔用法〕將蓮子心放入茶杯內，沖入開水，加蓋悶泡 15 分鐘，代茶飲用。每日 1 劑，分數次沖泡飲服。連服 5～10 日見效。

〔功效〕清心火，平肝火，瀉胃火，降肺火，降血壓。

方7　羅布麻葉茶

〔適用〕適於高血壓、頭痛、頭暈、失眠者飲用。

〔配方〕羅布麻葉 500 克，茉莉花適量。

〔用法〕將羅布麻葉洗淨，加溫水 1 倍量，浸潤 24 小時，搓成條狀，低溫乾燥，再加入茉莉花，同置於

容器內，密閉 24 小時，將茉莉花撿出棄去，放置低溫（50～60℃）烘 5～10 分鐘，密貯備用。用時取 6 克放入茶杯內，沖入開水加蓋悶泡 10 分鐘，代茶飲用。每日 1 劑，可頻頻沖泡飲服。連服 5～10 日見效。

〔功效〕清火、降壓、強心、利尿。

二十八、咯　血

咯血的原因常為肺結核、支氣管擴張、肺膿瘍、肺部腫瘤、心臟病及血液病等所引起。

治療小量出血，常用以下茶方：

方 1 小薊茶

〔適用〕適於咯血患者飲用。

〔配方〕鮮小薊 1000 克，白糖適量。

〔用法〕將鮮小薊搗成泥狀，用沙布包裹擠壓取汁於茶杯內，加入白糖攪勻，代茶飲用。每日 1 劑，連服 5～6 日見效。

〔功效〕涼血止血，解毒消癰。

方 2 地榆百部茶

〔適用〕適於肺結核痰中帶血者飲用。

〔配方〕地榆炭 20 克，炙百部 9 克。

〔用法〕將上藥放入茶杯內，沖入開水，加蓋悶泡

15 分鐘，取汁代茶飲服，每日 1 劑，可頻頻沖泡飲用。連服 15～20 日見效。

〔功效〕潤肺止咳，涼血止血。

方3 茅根藕節茶

〔適用〕適於肺結核咯血者飲用。

〔配方〕白茅根 50 克，藕節 5 個，韭菜汁少許。

〔用法〕將前 2 味藥放入砂鍋，加水 750 毫升，煎沸 15 分鐘，取汁倒入茶杯，再倒入韭菜汁，攪勻，代茶飲用。每日 1 劑，分 2 次飲服。連服 10～20 日見效。

〔功效〕涼血止血，清熱利尿。

方4 茅根麥冬茶

〔適用〕適於肺燥吐血、乾咳等症患者飲服。

〔配方〕茅根、麥冬各 30 克，冰糖適量。

〔用法〕將前 2 味藥放入砂鍋，加水 750 毫升，煎沸 20 分鐘，取汁倒入茶杯，加入冰糖攪溶拌勻，代茶飲用，每日 1 劑，分 2 次飲服。連服 10～20 日見效。

〔功效〕養陰潤肺，益胃生津，涼血止血。

方5 二根茶

〔適用〕適於吐血、衄血、尿血、便血；肺熱口渴

者飲用。

〔**配方**〕鮮蘆根 60 克，鮮茅根 30 克。

〔**用法**〕上藥洗淨，切碎，放入盛有開水的保溫瓶內，浸泡 20 分鐘，取汁倒入茶杯，代茶飲用，每日 1 劑，可頻頻飲服。連服 15～30 日見效。

〔**功效**〕清熱涼血，止血。

方6 蓮花茶

〔**適用**〕適於暑熱心煩、咯血、嘔血者飲用。

〔**配方**〕蓮花 6 克，綠茶 3 克。

〔**用法**〕取 7 月間含苞未放的蓮花的大花蕾或已開之花，陰乾，和茶葉共研粗末，用濾泡紙包成袋泡茶，放入茶杯內，沖入開水，加蓋悶泡 15 分鐘，代茶飲用。每日 1 劑，可頻頻飲服。連服 15～30 日見效。

〔**功效**〕清暑寧心，涼血止血。

二十九、高脂血症

高脂血症是人體脂質代謝異常的一種生化徵象。臨床表現為血脂含量高於正常，伴有頭暈、心悸、肢麻、胸悶、憋氣、心痛等。

治療高脂血症常用以下茶方：

方1 山楂荷葉茶

〔適用〕適於高血壓、高血脂、肥胖症患者飲用。

〔配方〕山楂 15 克，荷葉 12 克。

〔用法〕將上 2 味藥共切細，放入茶杯內，沖入開水，加蓋悶泡 15 分鐘，代茶飲用。每日 1 劑，可頻頻沖泡飲用。連服 40～60 日可獲明顯療效。

〔功效〕消脂化滯，降壓減肥。

方2 健身降脂茶

〔適用〕適於高脂血症及肥胖症患者飲用。

〔配方〕何首烏、澤瀉、丹參、綠茶各 10 克。

〔用法〕上藥放入盛有開水的保溫瓶內，浸泡 20 分鐘後，取汁倒入茶杯，代茶飲用。每日 1 劑，分數次飲服。連服 40～60 日可獲明顯療效。

〔功效〕活血利濕，降脂減肥。

方3 消脂減肥茶

〔適用〕適於高脂血症及肥胖症患者飲用。

〔配方〕大黃 2 克，綠茶 6 克。

〔用法〕將上藥放入茶杯，沖入開水，加蓋悶泡10 分鐘，代茶飲用。每日 1 劑，可頻頻沖泡飲服。連服 40～60 日可獲明顯療效。

〔功效〕活血利濕，降脂減肥。

方4 消脂健身茶

〔適用〕適於高脂血症、動脈硬化、高血壓、肥胖等症患者飲用。

〔配方〕焦山楂、生黃芪各 15 克，荷葉 8 克，當歸、澤瀉各 10 克，生大黃 5 克，生薑 2 片，生甘草 3 克。

〔用法〕將上藥放入砂鍋，加水 1000 毫升，煎沸 20 分鐘，取汁倒入茶杯，代茶飲用。每日 1 劑，分 2 次飲用。連服 25～45 日可獲明顯療效。

〔功效〕益氣消脂，通腑除積，輕身健步。

第二節　外科藥茶方

一、癤

癤通常是葡萄球菌引起的一種毛囊或皮脂腺的化膿性炎症。小者無顯著的全身症狀；大者可引起發冷發燒。上唇和鼻部的癤腫，如處理不當可傳播到顱內靜脈竇，引起全身感染。

治療癤，常用以下茶方：

方1 二參馬鞭茶

〔適用〕適於瘡癤患者飲用。

〔配方〕苦參 50 克，玄參 10 克，馬鞭草 10 克。

〔用法〕將上藥放入盛有開水的保溫瓶內，浸泡20分鐘，取汁倒入茶杯，代茶飲用。每日 1 劑，可分數次飲服。連服 7～15 日可癒。

〔功效〕清熱涼血，祛風殺蟲，解毒散結。

方2 漏蘆茶

〔適用〕適於瘡癤患者飲用。

〔配方〕漏蘆 50 克，紅糖適量。

〔用法〕將漏蘆放入盛有開水的保溫瓶內，浸泡20分鐘，取汁倒入茶杯，加入紅糖，攪勻，代茶飲用。每日 1 劑，可頻頻飲用。連服 5～10 日可癒。

〔功效〕清熱，解毒，消癰。

方3 蒲公英茶

〔適用〕適於瘡癤患者飲用。

〔配方〕鮮蒲公英 20 克。

〔用法〕將蒲公英洗淨，放入沙鍋內，加水 500 毫升，煎沸 15 分鐘，取汁倒入茶杯，代茶飲服。每日 1～2 劑，連服 5～8 日痊癒。

〔功效〕清熱解毒。

方4 ㊣英㊣丁㊣

〔**適用**〕適於治療化膿性瘡癤。

〔**配方**〕蒲公英 12 克，地丁 15 克，金銀花 12
克，大黃 6 克。

〔**用法**〕將上藥放入砂鍋，加水 7500 毫升，煎沸
15 分鐘，取汁倒入茶碗，代茶飲用。每日 1 劑，分 2
次飲服。連服 5～8 日痊癒。

〔**功效**〕清熱解毒，疏散風熱。

二、癰

癰是多數相鄰的毛囊和皮脂腺的急性化膿性炎症。
範圍較大，有多個膿頭，好發於頸後及背部，全身症狀
明顯。多發生於抵抗力較低的病人。

治療癰，常用以下茶方：

方1 ㊣花㊣

〔**適用**〕適於治療癰腫。

〔**配方**〕野菊花 15 克。

〔**用法**〕將上藥放入茶杯，沖入開水，加蓋悶泡15
分鐘，代茶飲用。每日 1 劑，可頻頻沖泡飲服。連服
5～8 日痊癒。

〔**功效**〕疏散風熱。

□神奇藥茶療法　下篇茶方

方2 銀花公英茶

〔適用〕適於癰患者服用。

〔配方〕金銀花 30 克，蒲公英 60 克，連翹 15 克，黃芩 15 克，野菊花 15 克。

〔用法〕將上藥放入砂鍋內，加水 1000 毫升，煎沸 20 分鐘，取汁倒入茶杯，代茶飲用。每日 1 劑，分 2 次飲服。連服 5～8 日痊癒。

〔功效〕清熱解毒，疏散風熱。

三、疔瘡

疔瘡是一種常見的急性化膿性感染。發病急，病情較重。局部有腫脹、發熱、針刺樣疼痛或劇烈跳痛。本病若治療不及時，細菌可進入血液，發生敗血症，常有生命危險。

治療疔瘡，常用以下茶方：

方1 苦參雞蛋茶

〔適用〕適於疔瘡患者飲用。

〔配方〕苦參 15 克，雞蛋 1 個。

〔用法〕將苦參放入砂鍋，加水 500 毫升，煎沸 10 分鐘，再打入雞蛋煮熟，吃蛋喝湯，發汗。每日 1 劑，連服 3～5 日痊癒。

〔功效〕清熱，燥濕，祛風，殺蟲，利尿。

方2 白頭翁茶

〔**適用**〕適於疔瘡患者飲用。

〔**配方**〕白頭翁 30 克。

〔**用法**〕將白頭翁去皮去心，放入盛有開水的保溫瓶內，浸泡 20 分鐘，取汁倒入茶杯，代茶飲用。每日 1 劑，可頻頻飲用。連飲 5～8 日痊癒。

〔**功效**〕清熱解毒。

方3 地丁茶

〔**適用**〕適於疔瘡患者飲用。

〔**配方**〕地丁 30 克。

〔**用法**〕將地丁放入盛有開水的保溫瓶內，浸泡20分鐘，取汁代茶飲用。每日 1 劑，可頻頻飲用。連飲 3～8 日痊癒。

〔**功效**〕清熱解毒。

四、蜂窩組織炎

蜂窩組織炎是皮下或深部的蜂窩組織和結締組織的急性化膿性炎症。一般開始時有輕微的紅腫，半天或一天後紅腫範圍迅速擴大，疼痛加劇，紅腫的邊緣和正常的皮膚無明顯界限，多伴有發冷、發燒、頭痛、全身不適、食慾不振等症狀。

治療蜂窩組織炎，常用以下茶方：

方1 板藍根地丁茶

〔適用〕適於蜂窩組織炎患者飲用。

〔配方〕板藍根 30 克，地丁 30 克，赤芍 18 克，連翹 15 克，黃芩 9 克。

〔用法〕將上藥放入砂鍋，加水 1500 毫升，煎沸 20 分鐘，每日 1 劑，分 2 次飲服。連服 5～10 日痊癒。

〔功效〕清熱解毒，活血化瘀，止痛。

方2 皂刺公英茶

〔適用〕適於治療蜂窩組織炎。

〔配方〕皂角刺 18 克，蒲公英 15 克，金銀花 15 克，白芷 9 克。

〔用法〕將上藥放入砂鍋，加水 1500 毫升，煎沸 20 分鐘，每日一劑，分 2 次飲服。連服 5～10 日痊癒。

〔功效〕清熱解毒，消腫潰膿。

五、丹 毒

丹毒是鏈球菌侵入皮內所引起的一種傳染性急性炎症。炎症主要在皮膚層，一般不化膿。主要症狀為突然發冷、發熱、頭痛和全身不適。患處皮膚發紅，擴展很快。局部有灼熱和疼痛感；有時有水泡。紅腫區緣稍突起，與正常皮膚有明顯的界限為其特點。

治療丹毒，常用以下茶方：

方1 ㊀㊉㊎㊏㊐

〔**適用**〕適於治療丹毒。

〔**配方**〕金銀花 15 克，野菊花 15 克，黃芩 9 克。

〔**用法**〕將上藥放入茶杯，沖入開水，加蓋悶泡20分鐘，代茶飲用。每日 1 劑，可頻頻沖泡飲服。連服 5～8 日痊癒。

〔**功效**〕清熱燥濕，瀉火解毒。

方2 ㊗㊘㊙㊚㊛

〔**適用**〕適於丹毒患者飲用。

〔**配方**〕大青葉 12 克，連翹 9 克，金銀花 15 克。

〔**用法**〕將上藥放入茶杯內，沖入開水，加蓋悶泡 15 分鐘，代茶飲用。每日 1 劑，頻頻沖泡飲用。連服 5～8 日痊癒。

〔**功效**〕清熱解毒，消痛散結。

六、急性乳腺炎

急性乳腺炎也叫「乳癰」，是常見的乳腺化膿性感染性疾病。常發生在產後 1～2 個月哺乳期婦女，初產婦更為多見。發病常與排乳不暢或乳頭皸裂有關。輕者僅有低燒，乳房脹痛，無明顯的腫塊。重者有高燒、寒

顫、乳腺腫大、跳痛、局部出現硬塊、表面紅腫、有壓痛、腋下淋巴腺腫大。治療不及時可能形成膿腫。

其治療常用以下茶方：

方1 瓜蔞蜂房茶

〔適用〕適於乳腺炎初期患者飲用。

〔配方〕瓜蔞 1 個，露蜂房半個，白礬 1.5 克。

〔用法〕共搗爛，放入砂鍋內，加水 750 克，煎沸 15 分鐘，取汁倒於茶杯，代茶飲服。每日 1 劑，分 2 次飲服。連服 7～20 日痊癒。

〔功效〕清熱，祛風，止痛。

方2 公英橘核茶

〔適用〕適於治療乳腺炎。

〔配方〕蒲公英 12 克，橘核 15 克。

〔用法〕將上藥放入茶杯，沖入開水，加蓋悶泡20 分鐘，代茶飲用。每日 1 劑，可頻頻沖泡飲服。連服 7～25 日痊癒。

〔功效〕清熱解毒，理氣，散結，止痛。

方3 蒼耳地丁茶

〔適用〕適於乳腺炎患者飲用。

〔配方〕蒼耳子 6 克，地丁 60 克，蒲公英 15 克。

〔**用法**〕將上藥放入盛有開水的保溫瓶內，浸泡20分鐘，取汁倒入茶杯，代茶飲用。每日1劑，分2次飲服。連服7～25日痊癒。

〔**功效**〕清熱解毒，祛風濕，止痛。

方4 ㊣㊣㊣㊣

〔**適用**〕適於治療乳腺炎。

〔**配方**〕鮮地骨皮12克。

〔**用法**〕將上藥放入茶杯內，沖入開水，加蓋悶泡20分鐘，代茶飲用。每日1劑，可頻頻沖泡飲服。連服7～25日痊癒。

〔**功效**〕清熱退蒸，涼血。

七、扭挫傷

扭挫傷是指因各種外力使部位過度扭轉引起的軟組織損傷。臨床表現為輕者只出現疼痛，無明顯腫脹；重者除局部疼痛之外，出現局部腫脹，頸部活動受限。在痛處會觸及腫塊或條索狀硬結。如神經根受壓者，可出現相應部位感覺減退，肌力下降等。

治療扭挫傷，常用以下茶方：

方1 ㊣㊣㊣

〔**適用**〕適於治療關節扭傷、腰扭傷。

〔配方〕土元 10 克。

〔用法〕將土元研成細末，放入茶杯內，沖入開水，悶泡 15 分鐘，代茶飲用。每日 1 劑。連服 10～25 日可癒。

〔功效〕破瘀活血，通經止痛。

方2　地錦草茶

〔適用〕適於閃腰岔氣者飲用。

〔配方〕地錦草 60 克。

〔用法〕將地錦草放入盛有開水的保溫瓶內，浸泡 20 分鐘後，取汁代茶飲用。每日 1 劑，可分數次飲用。連飲 10～20 日可癒。

〔功效〕清熱，止血，解毒。

方3　乳香茶

〔適用〕適於扭傷者飲用。

〔配方〕乳香條 60 克。

〔用法〕把乳香條剪成小塊，放入盛有開水的保溫瓶內，浸泡 20 分鐘，取汁代茶飲用。每日 1 劑，可分數次飲服。連服 10～20 日痊癒。

〔功效〕活血止痛，消腫生肌。

方4 茜草茶

〔適用〕適於急性扭傷患者飲用。

〔配方〕茜草 15 克。

〔用法〕將茜草放入茶杯內，沖入開水，加蓋悶泡 20 分鐘，代茶飲用。每日 1 劑，可頻頻飲用。連服 10～20 日痊癒。

〔功效〕涼血，止血，祛瘀生新。

八、破傷風

破傷風是由破傷風桿菌侵入傷口，並在內繁殖，產生毒素，侵犯神經系統，使肌肉發生強直性抽搐。最初的症狀是張口不便，頸部活動不靈。後則發生面肌抽搐，呈苦笑表情，牙關緊閉。嚴重者角弓反張，輕微刺激也能使病人發生強烈的抽搐。

防治破傷風，常用以下茶方：

方1 黑槐皮茶

〔適用〕適於預防破傷風。

〔配方〕黑槐樹皮 60 克，雞蛋 1 個。

〔用法〕將黑槐樹皮與雞蛋同放於砂鍋內，加水 750 毫升，煎沸 10 分鐘，吃蛋，喝水，受傷後服下。

〔功效〕祛風除濕，消腫止痛。

方2 南星半夏茶

〔適用〕適於預防破傷風。

〔配方〕制天南星3克，制半夏9克，生草烏0.6克，粉甘草9克，白芷9克。

〔用法〕將上藥放入砂鍋內，加水750毫升，煎沸20分鐘，取汁代茶飲。飲1～2劑生效。

〔功效〕祛風燥濕，散結消腫。

方3 蟬蛻茶

〔適用〕適於破傷風患者飲用。

〔配方〕蟬蛻30克。

〔用法〕將上藥放入砂鍋內，加水500毫升，取汁代茶飲用。每日1劑，分2次飲服。連服3～6日可癒。

〔功效〕散風熱，止痙。

方4 蟬蛻地骨皮茶

〔適用〕適於治療破傷風後期。

〔配方〕蟬蛻60克，地骨皮60克，白芷24克，澤蘭15克，當歸15克。

〔用法〕將上藥放於砂鍋，加水1000毫升，煎沸20分鐘。取汁代茶飲用。每日1劑，分2次飲服。連服3～6日痊癒。

〔功效〕散風熱，止痙，止血。

九、腰背痛

腰背痛是常見症狀之一，很多疾病均可能引起腰背痛。通常可分為寒濕腰痛、濕熱腰痛、虛損腰痛、力傷腰痛、腰肌勞損、風濕腰痛等。

治療腰痛常用以下茶方：

方1 紅花木瓜茶

〔適用〕適於治療腰肌勞損。

〔配方〕紅花 15 克，木瓜 30 克，桑寄生 30 克。

〔用法〕將上藥放入盛有開水的保溫瓶內，浸泡20分鐘，取汁代茶飲用，每日 1 劑，分數次飲服。連服15～30 日痊癒。

〔功效〕活血通經，去瘀止痛。

方2 補骨脂茶

〔適用〕適於治療虛寒性腰痛。

〔配方〕炒補骨脂 10 克。

〔用法〕將上藥放入茶杯內，沖入開水，加蓋悶泡20 分鐘，代茶飲用。多日 1 劑，可頻頻沖服。連服15～30 日可獲明顯療效。

〔功效〕補腎，助陽。

方3 土鱉茶

〔適用〕適於瘀血性的腰背痛患者飲服。

〔配方〕土鱉 4 個。

〔用法〕上藥焙乾，研成細末，放入茶杯內，沖入開水，悶泡 10 分鐘，代茶飲用。每日 1 劑。連服 15～20 日可獲明顯療效。

〔功效〕破瘀活血，通經止痛。

方4 濱旋花茶

〔適用〕適於治療風濕性疼痛。

〔配方〕濱旋花 30 克。

〔用法〕將上藥放入盛有開水的保溫瓶內，浸泡20分鐘，取汁代茶飲用。每日 1 劑，分數次飲服。連飲20～30 日可獲明顯療效。

〔功效〕治風濕性關節痛。

十、痔　瘡

痔瘡發生在肛道皮膚處的叫外痔，發生在肛道皮膚和直腸黏膜交界處以上的叫內痔。外痔平常無自覺症狀，但大便乾燥、排便用力過猛時，肛門口外可見青紫色的腫塊，觸痛極明顯；內痔主要症狀為大便時滴鮮血，不痛或大便上有鮮血，不與糞便混合。內痔脫出、發炎時則疼痛加重。

治療痔瘡，常用以下茶方：

方 1 槐花茶
〔適用〕適於治療痔瘡出血。
〔配方〕槐花 30 克。
〔用法〕將槐花放在開水中燙一下，撈出曬乾，備用。用時取槐花 30 克，放入盛有開水的保溫瓶內，浸泡 15 分鐘，取汁代茶飲用。每日 1 劑，頻頻飲服。連服 15～30 日見效。
〔功效〕清熱，涼血，止血。

方 2 木槿花茶
〔適用〕適於治療痔瘡出血。
〔配方〕木槿花 10 克。
〔用法〕將乾木槿花放入茶杯，沖入開水，加蓋悶泡 15 分鐘。每日 1 劑，頻頻飲服。連服 15～30 日見效。
〔功效〕清熱，利濕，涼血。

方 3 芝麻木耳茶
〔適用〕適於痔瘡便血、便秘患者飲服。
〔配方〕黑芝麻 15 克，黑木耳 15 克。
〔用法〕取上藥，放入茶杯，沖入開水，加蓋悶泡

25 分鐘，代茶飲用。每日 1 劑，頻頻飲用。連服 15～30 日見效。

〔功效〕涼血，止血，潤燥，通便。

方4 ㉔㉑㉔㉖㉑

〔適用〕適於痔瘡疼痛、出血患者飲用。

〔配方〕金針菜 100 克，紅糖適量。

〔用法〕上 2 味放入盛有開水的保溫瓶內，浸泡20分鐘，取汁代茶飲用。每日 1 劑，頻頻飲服。連服 15～20 日見效。

〔功效〕清熱利尿，養血平肝。

方5 ㉑㉑㉑㉑

〔適用〕適於治療大小便出血。

〔配方〕劉寄奴 9 克，茶葉 3 克。

〔用法〕將上藥放入茶杯，沖入開水，加蓋悶泡20分鐘，代茶飲用。每日 1 劑，可頻頻沖泡飲服。連飲 15～30 日見效。

〔功效〕涼血，止血。

十一、蕁麻疹

蕁麻疹俗稱「風疹塊」、「鬼風疙瘩」，是一種常見的過敏性皮膚病。皮疹為扁平的隆起，色紅或邊緣紅

暈而隆起處為淺黃色，往往數小時內皮疹完全消失，不久又有新的皮疹迅速出現。發病時皮膚搔癢，越搔皮疹越起。病人一般沒有全身症狀，但有的也有發熱、噁心、嘔吐、腹痛、腹瀉、氣喘等症狀。本病也有反覆發作經年不癒的，為慢性蕁麻疹。

　　治療蕁麻疹，常用以下茶方：

方1 ⓒ冬ⓟ瓜ⓟ皮ⓣ茶

〔**適用**〕適於治療巨大蕁麻疹。

〔**配方**〕冬瓜皮 60 克。

〔**用法**〕上藥放入砂鍋內，加水 750 毫升，煎沸 20 分鐘，取汁代茶飲用。每日 1 劑，分 2 次飲服。連飲 3～5 日痊癒。

〔**功效**〕利水，消腫。

方2 ⓢ薑ⓣ糖ⓒ醋ⓣ茶

〔**適用**〕適於治療食物引起的蕁麻疹。

〔**配方**〕生薑 50 克，紅糖 100 克，醋 100 克。

〔**用法**〕將薑洗淨切成細絲與糖、醋一同放入盛有開水的保溫瓶內，浸泡 20 分鐘，取汁代茶飲用。每日 1 劑，頻頻飲用。連飲 3～5 日痊癒。

〔**功效**〕健脾胃，脫敏。

方3 烏梅防風茶

〔**適用**〕適於治療蕁麻疹及過敏性皮膚病。

〔**配方**〕烏梅、防風、柴胡各 10 克，五味子 6 克，生甘草 9 克。

〔**用法**〕上藥放入砂鍋，加水 750 毫升，煎沸 20 分鐘，取汁代茶飲用。每日 1 劑，分 2 次飲服。連飲 3～6 日痊癒。

〔**功效**〕清熱祛濕，散風止癢。

第三節　婦科藥茶方

一、月經失調

婦女月經周期一般應為 28 天左右，提前 1 週以上，甚至 10 餘天者，叫月經先期；延後 1 週以上，甚至 1～2 個月者，叫月經後期。多因身體虛弱或患其他疾病，或由內分泌功能紊亂所引起。臨床表現為痛經、閉經、子宮功能出血等。

治療月經失調，常用以下茶方：

方1 當歸川芎茶

〔**適用**〕適於月經先期患者飲用。

〔**配方**〕當歸 6 克，川芎 3 克，白芍 15 克，生地

12 克，丹皮 9 克，地骨皮 15 克，生牡蠣 15 克，黃柏 6
克。

〔用法〕將上藥放入砂鍋內，加水 750 毫升，煎沸
20 分鐘，取汁代茶飲用。每日 1 劑，分 2 次飲服。連
飲 5～15 日痊癒。

〔功效〕補血，活血，清熱，涼血。

方2 當歸茯苓茶

〔適用〕適於月經先期患者飲用。

〔配方〕當歸 12 克，茯苓 12 克，白芍 9 克，柴胡
9 克，白朮 9 克，丹皮 9 克，薄荷 6 克，梔子 6 克，甘
草 6 克。

〔用法〕將上藥放入砂鍋內，加水 1000 毫升，煎
沸 20 分鐘，取汁代茶飲用。每日 1 劑，分 2 次飲服。
連飲 5～15 日痊癒。

〔功效〕補血，利水，滲濕，活血，清熱。

方3 當歸熟地茶

〔適用〕適於月經後期患者飲用。

〔配方〕當歸、熟地、黃芪各 15 克，川芎、赤芍
各 9 克，黨參、香附 12 克，肉桂 3 克。

〔用法〕將上藥放入砂鍋內，加水 1000 毫升，煎
沸 20 分鐘，取汁代茶飲用。每日 1 劑，分 2 次飲服。

連飲5〜15日痊癒。

〔功效〕補血補氣，活血，理氣。

方4 黑豆蘇木茶

〔適用〕適於月經後期、經血量少者飲用。

〔配方〕黑豆100克，蘇木10克，紅糖適量。

〔用法〕將黑豆、蘇木放入砂鍋，加水750克毫升，煎沸25分鐘，去蘇木，加入紅糖攪勻，代茶飲用。每日1〜2次。連用5〜15日痊癒。

〔功效〕補腎，活血。

二、月經過多

月經週期正常，而經量及持續時間超過正常範圍，即為「月經過多」。經量過多常與經行先期合併出現。

治療月經過多，常用以下茶方：

方1 蓮子茶

〔適用〕適於月經過多或崩漏不止者飲用。

〔配方〕蓮子30克，茶葉5克，冰糖20克。

〔用法〕將茶葉用開水沖泡後取汁，另將蓮子用溫水浸泡數小時後，加冰糖20克燉爛，倒入茶汁拌勻，即可飲用。每日1劑，連服10〜15日痊癒。

〔功效〕健脾，益腎。

方2 ㉧㉧㉧㉧㉧㉧ 黑木耳紅棗茶

〔適用〕適於身體虛弱、貧血、月經過多者飲用。

〔配方〕黑木耳 30 克，紅棗 20 枚。

〔用法〕將上藥放入砂鍋，加水 500 毫升，煎沸 15 分鐘，代茶飲服。每日 1 劑。連服 10～15 日痊癒。

〔功效〕補中益氣，養血止血。

方3 ㉧㉧㉧㉧ 四炭止血茶

〔適用〕適於月經過多、崩漏不止者飲用。

〔配方〕烏梅炭、棕櫚炭、地榆炭各 500 克，乾薑炭 750 克。

〔用法〕先將前 3 味共研粗粉，過篩；再將乾薑炭加水煎沸 30 分鐘，過濾，再加水煎沸 20 分鐘，再過濾，並將藥渣壓榨取汁，與兩次濾液合併，濃縮成 1：1 薑液；加適量黏合劑拌合上藥粉，壓製成塊狀，曬乾或烘乾備用。每塊重 9 克，製成 160 塊。每日 2 次，每次 1 塊，開水沖泡 2～3 次，代茶飲用。

〔功效〕涼血止血，溫中下氣。

方4 ㉧㉧㉧ 墨白茶

〔適用〕適於月經過多或過期不止者飲用。

〔配方〕墨旱蓮、白茅根各 30 克，苦瓜根 15 克，冰糖適量。

〔用法〕將前 3 味洗淨，切碎，放入盛有開水的保溫瓶裡，浸泡 30 分鐘，取汁代茶飲用。每日 1 劑，頻頻飲用。連用 10～15 日痊癒。

〔功效〕滋陰清熱，涼血止血。

三、月經過少

月經過少是指月經週期正常而月經量過少（30 毫升以下），或月經期持續僅 1～2 日者。常合併月經後期，又多為閉經之前驅症狀。

治療月經過少，常用以下茶方：

方1 調經茶

〔適用〕適於月經量減少，行經腹痛者飲用。

〔配方〕當歸 60 克，川芎 10 克，益母草 45 克。

〔用法〕將上藥洗淨，放入盛有開水的保溫瓶內，浸泡 20 分鐘，取汁代茶飲用。每日 1 劑，頻頻飲用。連飲 5～15 日痊癒。

〔功效〕調經，活血，止痛。

方2 益母紅糖茶

〔適用〕適於經期血量過少，甚至呈點滴狀，或經期過短者。

〔配方〕益母草 60 克，紅糖 50 克。

〔**用法**〕將益母草放入盛有開水的保溫瓶內，浸泡 20 分鐘，取汁倒入茶杯，加入紅糖攪勻，代茶飲用。每日 1 劑，可頻頻飲服。連飲 5～15 日痊癒。

〔**功效**〕調經，活血。

方3 ㉆葉蘇梗茶

〔**適用**〕適於經期或先或後、無血塊、經色正常、行而不暢者飲用。

〔**配方**〕鮮橘葉 20 克，蘇梗 10 克，紅糖 15 克。

〔**用法**〕將上 3 味放入茶杯，沖入開水，加蓋悶泡 15 分鐘，代茶飲用。每日 1 劑，可頻頻沖泡。連飲 5～ 15 日痊癒。

〔**功效**〕疏肝理氣、調經。

四、閉　經

閉經一般分為原發性和繼發性兩種。凡女子已過青春期而未來月經者，稱為原發性閉經；原來有月經，以後因各種原因而致月經不來者，稱為繼發性閉經。妊娠期、哺乳期和經絕期以後的閉經是生理現象。常見的病理性閉經的原因，主要有貧血、營養不良、結核、內分泌失調和子宮發育不全等。另外受寒、過度疲勞、嚴重的精神刺激，也可能發生閉經。

治療閉經，常用以下茶方：

方1 砂糖茶

〔適用〕適於閉經患者飲用。

〔配方〕綠茶 25 克，白砂糖 100 克。

〔用法〕上 2 味放入茶杯內，沖入開水，加蓋悶泡 5 分鐘，代茶飲用。每日 1 劑。連服 10～25 日痊癒。

〔功效〕清熱利濕，下氣散結，去胞脈鬱滯。

方2 生薑紅棗糖茶

〔適用〕適於閉經患者飲用。

〔配方〕生薑 15 克，紅棗 100 克，紅糖 100 克。

〔用法〕上藥放入砂鍋，加水 750 毫升，煎沸 10 分鐘，取汁代茶飲用。每日 1 劑，分 2 次飲服。連服至月經來潮為止。

〔功效〕補血，益氣，生津，調和營衛。

五、痛　經

　　月經前後或月經期間，小腹及腰部疼痛，甚至劇疼難忍，稱為痛經。其原因很多，身體虛弱、氣滯血瘀、經期受寒都是致病因素。

　　其治療有以下常用茶方：

方1 花椒薑棗茶

〔適用〕適於寒性痛經者飲用。

〔配方〕花椒 9 克，生薑 24 克，大棗 10 枚。

〔用法〕將上藥放入盛有開水的保溫瓶內，浸泡25分鐘，取汁代茶飲，每日 1 劑，頻頻飲服。連服 10～25 日見效。

〔功效〕補血，溫裡。

方2 香附靈脂茶

〔適用〕適於血瘀痛經患者飲用。

〔配方〕醋香附 12 克，五靈脂 9 克，紅花 9 克，元胡 6 克。

〔用法〕將上藥放入盛有開水的保溫瓶內，浸泡25分鐘，取汁代茶飲用，每日 1 劑，頻頻飲用。連服10～25 日見效。

〔功效〕活血，祛瘀，理氣。

方3 澤蘭茶

〔適用〕適於氣滯血阻、小腹脹痛的患者飲用。

〔配方〕澤蘭葉 10 克，綠茶 1 克。

〔用法〕將上藥放入茶杯，沖入開水，加蓋悶泡10分鐘。取汁代茶飲用。每日 1 劑，頻頻飲用。連服 10～25 日見效。

〔功效〕活血散瘀、通經利尿、健胃舒氣。

方4 川芎茶

〔**適用**〕適於痛經患者飲用。

〔**配方**〕川芎 3 克，茶葉 6 克。

〔**用法**〕上藥放入茶杯，沖入開水，加蓋浸泡 20 分鐘，代茶飲用。每日 1 劑，頻頻沖泡飲服。連服 10～25 日見效。

〔**功效**〕活血祛瘀，行氣止痛。

六、帶下病

帶下病係指婦女陰道流出的一種黏性液體，連綿不斷，其狀如帶，故而得名。其因病機不同有白、黃、赤帶之分。多見於西醫學中陰道炎、宮頸炎、子宮內膜炎等疾病。

治療帶下病，常用以下茶方：

方1 雞冠花茶

〔**適用**〕適於赤、白帶下患者飲用。對陰道滴蟲也有殺滅作用。

〔**配方**〕雞冠花 30 克。

〔**用法**〕上藥切碎，放入茶缸內，沖入開水，加蓋悶泡 20 分鐘，代茶飲用。每日 1 劑，頻頻浸泡飲服。連服 25 日痊癒。

〔**功效**〕收澀止帶。

方2 分心木茶

〔適用〕適於白帶過多、尿血、崩漏者飲用。

〔配方〕分心木 15 克。

〔用法〕上藥清水洗淨，放入砂鍋內，加水 500 毫升，煎沸 20 分鐘，取汁倒入茶杯，代茶飲用。每日 1 劑，分 2 次飲服。連服 10～25 日痊癒。

〔功效〕澀精止帶。

方3 蓯蓉茶

〔適用〕適於腎虛白帶患者飲用。

〔配方〕肉蓯蓉 20 克。

〔用法〕將上藥放入茶杯，沖入開水，加蓋悶泡20分鐘，代茶飲用。每日 1 劑，頻頻沖泡飲服。連服 10～20 日痊癒。

〔功效〕溫陰補腎。

方4 石榴茶

〔適用〕適於帶下者飲用。

〔配方〕石榴皮 30 克。

〔用法〕將上藥放入茶杯，沖入開水，加蓋悶泡20分鐘，代茶飲用。每日 1 劑，頻頻沖泡飲服。連服 10～20 日痊癒。

〔功效〕溫腎固脈。

方 5 馬蘭棗茶

〔適用〕適於濕熱帶下。

〔配方〕馬蘭根 20 克，紅棗 10 克。

〔用法〕將馬蘭根洗淨切碎與紅棗同放入盛有開水的保溫瓶裡，浸泡 15 分鐘後，取汁代茶飲用。每日 1 劑，分數次飲服。連飲 15～20 日痊癒。

〔功效〕清熱利濕，涼血解毒，止帶。

七、功能性子宮出血

功能性子宮出血中醫稱「崩漏」，包括月經過多、行經期延長或不規則的陰道出血。本病是由內分泌紊亂引起的，多見於青春期少女和近經絕期婦女。主要症狀是陰道流血。一般有兩種類型：一種是在發病前，有 40～50 天，甚至 2～3 個月的停經史，然後出現大量或長期的陰道流血；一種是不規則、時有時無、或多或少的流血，拖延時期較長。前者為崩，後者為漏。由於大量的或長時期的失血，病人會有面色蒼白、頭暈、心慌等貧血症狀。

治療功能性子宮出血，常用以下茶方：

方 1 糠穀老茶

〔適用〕適於婦女血崩患者飲用。

〔配方〕糠穀老 7 個。

〔**用法**〕將糠穀老放於砂鍋內，加水 1000 毫升，煎沸 25 分鐘，取汁代茶飲用。每日 1 劑，分 2 次飲服。連服 15～25 日痊癒。

〔**功效**〕清濕熱，利小便。

方2 二炭茶

〔**適用**〕適於婦女血崩患者飲用。

〔**配方**〕地榆炭、側柏葉炭各 3 克。

〔**用法**〕將上藥共研細末，放於茶杯內，沖入開水，代茶飲用，每日 2 劑。連服 15～25 日痊癒。

〔**功效**〕涼血、止血、解毒。

方3 小薊茅根茶

〔**適用**〕適於婦女血崩患者飲用。

〔**配方**〕小薊 9 克，茅根草 9 克，百草霜 9 克。

〔**用法**〕將上藥放入盛有開水的保溫瓶裡，浸泡20 分鐘，取汁代茶飲用。每日 1 劑，頻頻飲用。連飲 15～25 日痊癒。

〔**功效**〕涼血，止血，清熱，利尿。

八、妊娠嘔吐

妊娠嘔吐，是指妊娠早期出現噁心嘔吐、頭暈厭食、甚則食入即吐的病症。

治療妊娠嘔吐，常用以下茶方：

方1 蘇葉生薑茶

〔**適用**〕適於妊娠嘔吐較輕者飲用。

〔**配方**〕紫蘇葉 4.5 克，生薑汁數滴。

〔**用法**〕將上藥放入茶杯，沖入開水，加蓋悶泡15分鐘，代茶飲用。每日 1 劑，可頻頻沖泡。連用 3～7 日痊癒。

〔**功效**〕理氣，和胃，安胎。

方2 黃芩蘇梗茶

〔**適用**〕適於婦女因胎熱不安而出現噁心嘔吐者飲用。

〔**配方**〕黃芩 10 克，蘇梗 5 克。

〔**用法**〕將黃芩、蘇梗放入茶杯，沖入開水，加蓋悶泡 15 分鐘，代茶飲用。每日 1 劑，可頻頻沖泡。連用 3～10 日痊癒。

〔**功效**〕理氣安胎，和胃止嘔。

方3 甘蔗生薑茶

〔**適用**〕適於妊娠嘔吐患者飲用。

〔**配方**〕甘蔗汁、鮮生薑汁各 10 克。

〔**用法**〕將甘蔗汁與生薑汁倒入茶杯，攪勻，代茶

飲用。每日 2～3 次。連服 3～7 日痊癒。

　　〔功效〕健脾胃，止嘔。

方4 ㊉㊔㊗㊐㊉茶

　　〔適用〕適於妊娠反應、胃氣上逆嘔吐患者飲服。

　　〔配方〕橘皮 5 克，竹茹 10 克。

　　〔用法〕將上藥放入茶杯，沖入開水，加蓋悶泡15
分鐘，代茶飲用。每日 1 劑，頻頻沖泡。連服 3～7 日
痊癒。

　　〔功效〕清熱理氣，和胃止嘔。

九、產後乳少

　　產後乳少是指分娩後，乳汁量少而言。治療乳少，
常用以下茶方：

方1 ㊗㊔㊐㊉茶

　　〔適用〕適於治療產後乳少。

　　〔配方〕萵苣子 12 克。

　　〔用法〕將上藥放入砂鍋，加水 500 克，煎沸 20
分鐘，取汁代茶飲用。每日 1 劑，分 2 次飲服。連服
7～14 日痊癒。

　　〔功效〕下乳汁，通小便。

方2 地錦草茶

〔適用〕適於治療產後乳少。

〔配方〕地錦草 9 克。

〔用法〕將地錦草放入茶杯內，沖入開水，加蓋悶泡 15 分鐘，加入適量紅糖，代茶飲用。每日 1 劑，分 2 次飲服。連服 7～14 日痊癒。

〔功效〕通乳，下乳，清熱，解毒。

十、子宮脫垂

子宮位置向下降落者叫子宮脫垂。主要原因是子宮韌帶鬆弛、分娩後過早參加體力勞動或體質虛弱等引起。常見症狀為腹部下墜、腰酸、勞動或行走後加重，有時小便困難，或尿頻、白帶多。

治療子宮脫垂，常用以下茶方：

方1 茄蒂茶

〔適用〕適於治療子宮脫垂。

〔配方〕茄子蒂 7 個。

〔用法〕將茄子蒂放入砂鍋，加水 500 毫升，煎沸 10 分鐘，取汁代茶飲用。每日 1 劑，分 2 次飲服。連服 15～30 日見效。

〔功效〕散血、消腫。

方2 槐角茶

〔**適用**〕適於治療子宮脫垂。

〔**配方**〕炒槐角 24 克。

〔**用法**〕將上藥放入砂鍋，加水 500 毫升。煎沸15
分鐘。取汁代茶飲服。每日 1 劑，分 2 次飲服。連服
15～30 日痊癒。

〔**功效**〕清熱，潤肝，涼血，止血。

十一、產褥感染

多因產前產後不衛生、接生時消毒不嚴格或產道受
損傷、細菌乘機侵入而引起生殖器官發炎。輕者，在產
後 3～5 日開始有頭疼、發燒（一般不超過 38.5℃）。
檢查時，下腹部正中有輕度壓痛，陰道流出的分泌物混
濁而帶臭味；重者，在產後 48 小時左右，先發冷，後
發燒（體溫可達 40℃左右）。檢查時，子宮區有明顯
壓痛，惡露量很多，呈暗紅色，混濁而有惡臭。

治療產褥感染，常用以下茶方。

方1 艾葉炭茶

〔**適用**〕適於治療產褥感染輕症。

〔**配方**〕艾葉炭 10 克，紅糖適量。

〔**用法**〕將上藥放入茶杯，沖入開水，攪勻，待溫
後代茶飲用。每日 1～2 劑。連飲 3～7 日見效。

〔功效〕理氣血，溫經，止血·。

方2 益母草焦楂片茶

〔適用〕適於治療產後腹痛。

〔配方〕益母草 9 克，焦楂片 9 克。

〔用法〕上藥放入茶杯，沖入開水，加蓋浸泡 15 分鐘，代茶飲用。每日 1 劑，可頻頻沖泡飲服。連服 3～10 日見效。

〔功效〕活血，祛瘀，調經，消水。

方3 當歸荊芥炭茶

〔適用〕適於產後發燒、惡露不止患者飲用。

〔配方〕當歸 30 克，荊芥炭 15 克。

〔用法〕將上藥放入砂鍋，加水 750 毫升，煎沸15 分鐘，代茶飲用。每日 1 劑，分兩次飲服。連服 3～10 日見效。

〔功效〕補血調經，活血止痛，祛風止血。

十二、胎動不安

妊娠期發現腰酸腹痛或下腹墜脹，或伴有少量陰道出血者，稱為「胎動不安」。其造成原因有肝腎不足、氣血虛弱、血熱及跌撲閃挫等。

治療胎動不安，常用以下茶方。

方1 核桃茶

〔適用〕適於胎動不安、腰酸或有呃逆者。

〔配方〕核桃 10 個。

〔用法〕將核桃打破,連殼放入砂鍋內,加水 750 毫升,煎沸 15 分鐘,取汁倒入茶杯,代茶飲用。每日 2 劑,連服 7～15 日可癒。

〔功效〕補肝腎,安胎。

方2 蓮子葡萄乾茶

〔適用〕適於胎動不安者。

〔配方〕蓮子 90 克,葡萄乾 30 克。

〔用法〕將上藥放入砂鍋內,加水 750 毫升,煎沸 20 分鐘,取汁倒入茶杯,代茶飲用。每日 1 劑。連飲 5～10 次見效。

〔功效〕補氣,益肝,安胎。

十三、習慣性流產

習慣性流產又稱墜胎或稱滑胎或稱小產。是指連續 3 次以上的自然流產者。其致病原因多由氣虛、腎虛、血熱、外傷等所致。

防治習慣性流產,常用以下茶方:

方1 南瓜蒂茶

〔適用〕適於預防先兆流產。

〔配方〕南瓜蒂5個。

〔用法〕將南瓜蒂切片,放入盛有開水的保溫瓶內,浸泡30分鐘後,取汁代茶飲用。每月中飲服1劑,連服5個月。

〔功效〕養血,安胎。

方2 玉米嫩皮茶

〔適用〕適於習慣性流產患者飲用。

〔配方〕玉米嫩皮1只。

〔用法〕將緊貼玉米粒處的嫩皮扒下,切碎,放入保溫杯內,加入500毫升開水,加蓋悶泡30～50分鐘,代茶飲用。每日1劑,從孕後開始飲用,一直飲用至足月為止。

〔功效〕清熱,利尿,固胎。

方3 二仁固胎茶

〔適用〕適於習慣性流產患者飲用。

〔配方〕砂仁殼、益智仁各6克。

〔用法〕將上藥研成細末,放入茶杯,沖入開水,攪勻,待溫代茶飲用。每日3次,連飲4～8日見效。

〔功效〕化濕,行氣,溫中,安胎。

第四節　小兒科藥茶方

一、百日咳

百日咳是由百日咳桿菌引起的呼吸道傳染病。常在冬、春季節流行。以 2～4 歲小兒發病最多。因咳嗽的時間可長達 2～3 個月以上，故稱百日咳。本病初起和傷風咳嗽類似，1～2 週後陣嗽越來越重，每次十幾聲，連續不斷，咳時憋得面色發紅，有時引起嘔吐；嚴重時眼結膜下出血，每次陣咳後，有雞鳴狀回聲，晚上睡覺時更為厲害。少數兒童可能併發肺炎和腦炎。

治療百日咳，常用以下茶方：

方1　威靈仙糖茶

〔適用〕適於百日咳痙咳期，有陣發性咳嗽、痰結喉部者飲用。

〔配方〕威靈仙 6 克，冰糖 50 克。

〔用法〕將上藥放入保溫茶杯內，沖入開水，加蓋悶泡 15～25 分鐘。待溫後代茶飲用。每日 1 劑，可頻頻沖泡飲服。連服 20～30 日見效。

〔功效〕消痰，止咳。

方2 萊菔子茶

〔**適用**〕適於百日咳者飲用。

〔**配方**〕萊菔子 15 克,白糖適量。

〔**用法**〕將萊菔子焙乾,研成細末,放入茶杯,沖入開水,再加入白糖,攪勻,待溫後代茶飲用。每日 1 劑,連飲 20〜30 日見效。

〔**功效**〕下氣定喘,消食化痰。

方3 枇杷葉桃仁茶

〔**適用**〕適於百日咳痙期伴痰多、嘔吐者飲用。

〔**配方**〕枇杷葉 9 克,桃仁 5 粒。

〔**用法**〕將枇杷葉去毛後,與桃仁共放入砂鍋內,加水 750 毫升,煎沸 10 分鐘,取汁代茶飲用。每日 1 劑,分 2 次飲服。連飲 20〜30 日見效。

〔**功效**〕化痰和胃,降逆。

方4 扛板歸貫(葉蓼糖)茶

〔**適用**〕適於百日咳小兒患者飲用。

〔**配方**〕扛板歸 30 克,冰糖適量。

〔**用法**〕先將乾扛板歸炒後,放入砂鍋,加入冰糖,加水 750 毫升,煎沸 15 分鐘後,取汁倒入茶碗內,代茶飲用。每日 1 劑,分 2 次飲服。連服 20〜30 日見效。

〔功效〕清肺化痰，解痙止咳。

方5 柳葉蜂蜜茶

〔適用〕適於百日咳小兒患者飲用。

〔配方〕鮮柳樹葉 15 克，蜂蜜 6 克。

〔用法〕將柳樹葉搗爛取汁，與蜂蜜調勻，代茶飲用。每日 1 劑，3 次分服。連服 10～20 日見效。

〔功效〕清熱，解毒，止咳。

方6 桑皮柏葉茶

〔適用〕適於百日咳小兒患者飲用。

〔配方〕桑白皮、側柏葉各 6 克。

〔用法〕將上藥放入砂鍋內，加水 500 毫升，煎服 10 分鐘，取汁倒入茶杯中，待溫後代茶飲用。每日 1 劑，分 2 次飲服。連服 10～15 日見效。

〔功效〕瀉肺平喘，祛痰止咳。

二、上呼吸道感染

小兒上呼吸道感染，大多數患兒起病急，有發熱、鼻塞、流涕、噴嚏、咽痛和咳嗽等症。嚴重者常會聲音嘶啞。可見咽充血，有時可見濾泡、扁桃體紅腫等。頭痛、畏寒、神疲乏力、食慾下降、嘔吐、腹瀉等。

治療小兒上呼吸道感染，常用以下茶方：

方1　荊芥石膏茶

〔適用〕適於冬、春季小兒病毒性上呼吸道感染，發燒時間長、咽充血不明顯、白血球不高者飲用。

〔配方〕荊芥穗9克，生石膏30克，知母9克，山藥9克，金銀花9克，蘆根24克，甘草3克。

〔用法〕上藥放入砂鍋內，加水1000毫升煎沸20分鐘，取汁倒入茶杯，待溫後代茶飲用。每日1劑，分3次飲服。連服3～7日痊癒。

〔功效〕清熱，瀉火，解表，止血。

方2　荊芥生地茶

〔適用〕適於細菌性上呼吸道感染、扁桃體炎、咽炎、白血球增高者飲用。

〔配方〕荊芥穗、生地、元參、知母、黃芩、連翹、板藍根各9克，薄荷、桔梗、竹葉各3克，生石膏18克。

〔用法〕將上藥放入砂鍋，加水1500毫升，煎沸20分鐘，取汁倒入茶杯，待溫後代茶飲用。每日1劑，分3次飲服。連服3～8日痊癒。

〔功效〕清熱，解毒，瀉火，止血。

三、小兒流行性感冒

小兒流行性感冒，是兒科的常見病。本病是一種由

流感病毒引起的流行性呼吸道傳染病，以惡寒、高熱、全身骨節酸痛為特徵。

治療小兒流行性感冒，常用以下茶方：

方1 橄欖蘿蔔茶

〔適用〕適於治療小兒流行性感冒。

〔配方〕鮮橄欖 30 克，生蘿蔔 250 克。

〔用法〕將蘿蔔切片，與橄欖共放入砂鍋加水1000毫升，煎沸 15 分鐘，取汁倒入茶杯，代茶飲用。每日 1 劑，分 3 次飲服，連服 3～7 日痊癒。

〔功效〕清熱解毒，祛風解表。

方2 貫眾茶

〔適用〕適於治療小兒流行性感冒。

〔配方〕貫眾 6 克，青茶 2 克。

〔用法〕將上 2 味藥研成粗末，放入茶杯，沖入開水，加蓋悶泡 15 分鐘，代茶飲用。每日 1 劑，可頻頻沖泡飲服，連服 3～5 日痊癒。

〔功效〕清熱解毒，疏風解表。

方3 綠豆茶

〔適用〕適於小兒流行性感冒患者飲用。

〔配方〕生綠豆 50 粒，青茶 3 克，冰糖 15 克。

〔用法〕先將綠豆搗碎與青茶、冰糖同放入茶杯內，沖入開水，加蓋悶泡 20 分鐘，代茶飲用。每日 1 劑，頻頻沖泡飲服，連服 5 日痊癒。

〔功效〕清熱，解毒，疏風，解表。

四、小兒腮腺炎

小兒腮腺炎，是指流行性腮腺炎，也稱為痄腮。臨床以兩腮腫疼為特徵。

治療小兒腮腺炎，常用以下茶方：

方1 苦瓜茶

〔適用〕適於腮腺炎患兒飲用。

〔配方〕鮮苦瓜 1 個，茶葉適量。

〔用法〕將鮮苦瓜切開去瓤，納入茶葉，再將切開的苦瓜對接合上，懸掛通風處陰乾備用。用時取苦瓜 6 克，放入茶杯，沖入開水，加蓋悶泡 15 分鐘，代茶飲用。每日 1～2 次。連飲 7～14 日痊癒。

〔功效〕清暑，滌熱，解毒。

方2 豆根菊花茶

〔適用〕適於痄腮患兒飲用。

〔配方〕山豆根 10 克，野菊花、蒲公英各 30 克。

〔用法〕將上藥放入砂鍋內，加水 1000 毫升，煎

沸 15 分鐘，取汁代茶飲用，每日 1 劑，分 3 次飲服，連服 7～14 日痊癒。

〔功效〕清熱，解毒。

方3　板藍根銀花茶

〔適用〕適於腮腺炎有發熱的患兒飲用。

〔配方〕板藍根 30 克，銀花 10 克，薄荷 5 克。

〔用法〕上藥共研粗末，放入砂鍋內，加水 1000 毫升，煎沸 20 分鐘，取汁，代茶飲用。每日 1 劑，分 3 次飲服。連服 3～10 日痊癒。

〔功效〕清熱，解毒。

方4　青葉忍冬茶

〔適用〕適於腮腺炎患者飲用。

〔配方〕大青葉、忍冬藤各 30 克。

〔用法〕將上藥共研細末，放入砂鍋內，加水1000 毫升，煎沸 20 分鐘，取汁代茶飲用。每日 1 劑，分 3 次飲服。連服 3～10 日痊癒。

〔功效〕清涼、解毒。

五、小兒積滯

小兒積滯指小兒因內傷乳食過久、停聚不化、氣滯不行所形成的一種慢性胃腸疾病。

治療小兒積滯，常用以下茶方：

方1 化積茶

〔適用〕適於治療食積不消、食慾不振等。

〔配方〕山楂 15 克，麥芽 10 克，萊菔子 8 克，大黃 2 克。

〔用法〕將上藥放入茶杯中，沖入沸水，加蓋悶泡 20 分鐘，代茶飲用。每日 1 劑，頻頻沖泡飲服。連服 3 日痊癒。

〔功效〕化積、消食。

方2 胡蘿蔔糖茶

〔適用〕適於治療嬰兒積滯。症見腹脹、積食不化、吐瀉不止、哭鬧不安的患兒飲用。

〔配方〕胡蘿蔔 250 克，紅糖適量。

〔用法〕將胡蘿蔔洗淨，放入砂鍋內，加水 1500 毫升，煎沸 20 分鐘，取汁倒入茶杯，加入紅糖，代茶飲用。每日 1 劑，頻頻飲服，連服 3～10 日痊癒。

〔功效〕行氣，消食。

方3 紅曲茶

〔適用〕治療小兒積滯。適於食而不化、腹脹、厭食的患兒飲服。

〔配方〕紅曲 15 克。

〔用法〕將上藥放入砂鍋內，加水 500 毫升，煎沸 15 分鐘，取汁代茶飲用。每日 1 劑，連服 3～7 日痊癒。

〔功效〕健脾，消食。

方4 消食茶

〔適用〕適於治療小兒乳食停滯及小兒疳積。

〔配方〕鮮山楂 20 克，鮮白蘿蔔 30 克，鮮橘皮 5 克，冰糖適量。

〔用法〕將山楂、蘿蔔、橘皮洗淨，切成小塊，同放入砂鍋中，加水 750 毫升，煎沸 15 分鐘，取汁倒入茶杯，加入冰糖，待冰糖溶化、溫涼後，代茶飲用。每日 1 劑，分 3 次飲服。連服 3～7 日痊癒。

〔功效〕消食，化積。

六、小兒消化不良

小兒消化不良又叫嬰兒腹瀉。是一種因飲食不當而引起的消化功能失調。發病多在夏、秋季節。患者多是兩歲以下的嬰、幼兒。主要症狀為大便次數增多，每天數次至十數次，糞便呈蛋花樣，含水分較多，色黃綠，有酸臭味，或有少量黏液。排便前患兒有時哭鬧，煩躁不安，排便後恢復常態。部分患兒有發熱、口渴、嘔吐

等症狀。嚴重的則發生脫水現象。

　　治療小兒消化不良，常用以下茶方：

方1　神麯木瓜麥芽茶

　　〔適用〕適於傷食腹瀉患兒飲用。

　　〔配方〕神麯 9 克，木瓜 9 克，麥芽 9 克。

　　〔用法〕將上藥放入茶杯內，沖入沸水，加蓋悶泡
20 分鐘，代茶飲用。每日 1 劑，可頻頻沖泡飲服。連
服 3～7 日痊癒。

　　〔功效〕消食，健胃。

方2　棗樹皮馬齒莧茶

　　〔適用〕適於治療小兒傷食腹瀉。

　　〔配方〕老棗樹皮 15 克，馬齒莧 6 克，車前子 1
克。

　　〔用法〕將上藥研成細末，取 1 克，放入茶杯，沖
入沸水，待溫飲服。每日 3 次，連服 3～7 日痊癒。

　　〔功效〕利濕，止瀉，清熱，涼血。

方3　藿香遍豆茶

　　〔適用〕適於脾虛腹瀉患兒飲服。

　　〔配方〕藿香 6 克，炒扁豆 9 克，生車前子 9 克。

　　〔用法〕將上藥放入砂鍋內，加水 500 毫升，煎沸

20 分鐘。每日 1 劑，分 3 次飲服。連服 3～7 日痊癒。

〔功效〕健脾，化溫，止瀉。

方4 (高)(梁)(二)(糠)(茶)

〔適用〕適於治療單純性消化不良。

〔配方〕高粱二遍糠 42 克。

〔用法〕將上藥放入鐵鍋炒至有香氣為度，研成細末備用。每次取 2 克，放入茶杯，沖入沸水，待溫後，代茶飲用。每日 3 次。連服 3～7 日痊癒。

〔功效〕益中，利氣，止瀉。

七、小兒營養不良

本病又稱為「疳積」，是兒科常見的慢性病之一。主要由於嬰兒餵養不得法或早產兒，長期生病、消化不良等所引起。其臨床表現為食慾不振、面黃肌瘦、頭髮乾枯成束狀、腹部膨脹並出現青筋、四肢肌肉無力、皮膚乾燥無彈力，嚴重者會出現面目及四肢浮腫。

治療小兒營養不良，常用以下茶方：

方1 (內)(金)(山)(楂)(茶)

〔適用〕適於治療小兒營養不良。

〔配方〕雞內金 9 克，山楂 60 克。

〔用法〕共研細末，每次取 3 克，放入茶杯，沖入

開水，待溫代茶飲用。每日 2 次。連服 7～10 日為 1 療程。飲服 3～4 療程可癒。

〔功效〕健胃，消食。

方2 Ⓣ Ⓚ Ⓒ Ⓣ

〔適用〕適於小兒疳積者飲用。

〔配方〕丁葵草 12 克，豬瘦肉 60 克。

〔用法〕將上藥放入砂鍋內，加水 7500 毫升，煎沸 30 分鐘，取汁代茶飲用。每日 1 劑，分 2 次飲服。連用 7～15 日可獲療效。

〔功用〕清熱、解毒、調氣、利濕。

方3 Ⓗ Ⓒ Ⓣ

〔適用〕適於疳積患兒服用。

〔配方〕葎草 12 克，雞蛋 1 個。

〔用法〕將葎草放入砂鍋內，加水 500 毫升，煎沸 20 分鐘，再將雞蛋去殼打碎，倒入鍋內，再煎 2 分鐘，取汁代茶飲。每日 1～2 劑，連服 15～25 日獲效。

〔功用〕清熱利濕，消腫解毒。

八、小兒遺尿

遺尿又稱「尿床」，是指 3 周歲以上的小兒於睡眠中小便自遺，醒後才知的一種病症。

治療小兒遺尿，常用以下茶方：

方1 烏藥葉茶

〔適用〕適於治療小兒遺尿。

〔配方〕烏藥葉 10 克，益智仁 6 克。

〔用法〕將上藥放入盛有沸水的保溫瓶內，浸泡30分鐘後，取汁代茶頻頻飲用。但晚飯後不能飲服。每日1劑，連服 15～25 日獲癒。

〔功效〕溫腎，祛寒，縮小便，止尿。

方2 玉竹茶

〔適用〕適於治療小兒遺尿。

〔配方〕玉竹 50 克。

〔用法〕將上藥洗淨，放入砂鍋內，加水 1500 毫升，煎沸 15 分鐘，取汁代茶飲用。每日 1 劑，分 3 次飲服。連服 15～20 日痊癒。

〔功效〕補陰益腎。

方3 益智金櫻茶

〔適用〕適於治療小兒遺尿。

〔配方〕益智仁 6 克，金櫻子 6 克，烏藥 5 克。

〔用法〕將上 3 味藥放入砂鍋內，加水 500 毫升，煎沸 20 分鐘，取汁代茶飲用。每日 1 劑，分 2 次飲

服。連服 15～20 日痊癒。

〔功效〕培元補腎，祛寒止尿。

九、小兒夜啼

夜啼，是指 3 個月以內的嬰兒，夜間啼哭不安，而查不出其他原因的症候。

治療小兒夜啼，常用以下茶方：

方1 ㊗㊙㊗㊕

〔適用〕適於治療小兒心煩夜啼。

〔配方〕燈心草 2 克，淡竹葉 10 片。

〔用法〕將上 2 味藥放入茶杯，沖入沸水，加蓋悶泡 15 分鐘，代茶飲用。每日 1 劑。連飲 5～20 日痊癒。

〔功效〕清心，除煩。

方2 ㊨㊗㊕

〔適用〕適於治療小兒夜啼。

〔配方〕小麥 15 克，大棗 6 克，炙甘草 3 克，蟬衣 3 克。

〔用法〕上 4 味藥放入砂鍋內，加水 1500 毫升，煎沸 30 分鐘，取汁加入適量葡萄糖調味後代茶飲用。每日 1 劑，分 3～6 次溫服。連服 5～10 日痊癒。

〔功效〕清心熱，健脾胃。

十、佝僂病

本病主要是由於缺少直接曬太陽引起。其臨床表現為早期煩躁不安，愛哭鬧，夜間多汗，發育遲緩，逐漸出現骨骼發育異常：頭顱骨用手按之，有如同按乒乓球樣感覺；頭常呈方形；囟門延至 2～3 歲才閉合；出牙晚。嚴重的胸骨凸起呈雞胸脯樣，肋骨成串珠狀突起，弓形腿等。

治療佝僂病，除多曬陽光、多吃含有維生素 D 及鈣質的食物外，常配飲以下茶方：

方1 蒼朮茶

〔適用〕適於治療佝僂病。

〔配方〕蒼朮 9 克。

〔用法〕將上藥放入砂鍋內，加水 500 毫升，煎沸 20 分鐘，取汁代茶飲用。每日 1 劑，分數次溫服。連服 15 日為 1 療程。休息 5 日再飲下 1 療程。一般飲 10～20 個療程獲效。

〔功效〕健脾，燥濕，辟穢。

方2 蛋殼茶

〔適用〕適於佝僂病患兒飲用。

〔配方〕雞蛋殼適量。

〔用法〕將雞蛋殼放入鐵鍋內炒黃，研成細末，過籮裝瓶備用。每次取藥末 1 克，放入茶杯內，沖入開水，加入白糖，代茶飲用。每日 3 劑。連服 15 日為 1 療程，休息 3 日再飲下一療程。一般服 10～20 個療程獲效。

〔功效〕補鈣，強骨。

第五節 五官科藥茶方

一、急性結膜炎

結膜炎，俗稱「火眼」或「紅眼」，是最常見的傳染性眼病。為細菌感染所致，輕者僅眼結膜充血，眼發癢，有異物感和灼熱感；重者球結膜水腫及出血或角膜發生浸潤及潰瘍。

防治結膜炎，常用以下茶方：

方1 蒲公英茶

〔適用〕適於急性結膜炎患者飲用。

〔配方〕蒲公英 60 克（鮮者加倍）。

〔用法〕將上藥放入砂鍋內，加水 1000 毫升，煎沸 20 分鐘，取汁代茶飲。每日 1 劑，分 2 次飲服。連

服 3～7 日痊癒。

〔**功效**〕清熱，解毒，消炎。

方 2 金銀菊花茶

〔**適用**〕適於急性結膜炎患者飲用。

〔**配方**〕金銀花 9 克，菊花 9 克。

〔**用法**〕將上藥放入茶杯，沖入開水，加蓋悶泡15分鐘，代茶飲用。每日 1 劑，可頻頻浸泡飲服。連服 3～10 日痊癒。

〔**功效**〕清熱，解毒，明目，清肝。

方 3 菊花葶藶子茶

〔**適用**〕適於治療急性結膜炎。

〔**配方**〕菊花 9 克，葶藶子 3 克。

〔**用法**〕將上藥放入茶杯，沖入沸水，加蓋悶泡15分鐘，代茶飲用。每日 1 劑，頻頻沖泡飲服，連服 3～10 日痊癒。

〔**功效**〕清肝，明目，消腫。

方 4 桑皮黃芩茶

〔**適用**〕適於急性結膜炎患者飲用。

〔**配方**〕生桑白皮 30 克，黃芩 9 克。

〔**用法**〕將上藥放入茶缸內，沖入沸水，加蓋悶泡

20 分鐘，代茶飲用。每日 1 劑，可頻頻沖泡飲服。連服 3～10 日痊癒。

〔功效〕清熱，消腫，瀉火，解毒。

方5 二子明目茶

〔適用〕適於預防夏季急性結膜炎。

〔配方〕決明子 25 克，茺蔚子 10 克。

〔用法〕將上藥用文火炒黃、壓碎，放入砂鍋中，加水 500 毫升，煎沸 15 分鐘，取汁代茶飲用。每日 1 劑，分 2 次飲服。連服 3～5 日可收到良好的預防效果。

〔功效〕祛風散熱，清肝明目。

方6 香附枯草茶

〔適用〕適於治療急性結膜炎。

〔配方〕香附 15 克，夏枯草 15 克。

〔用法〕將上藥放入砂鍋，加水 1000 毫升，煎沸 15 分鐘，取汁代茶飲用。每日 1 劑，分 2～3 次飲服，連服 3～7 日痊癒。

〔功效〕疏肝理氣，清熱明目。

□神奇藥茶療法　下篇茶方

二、麥粒腫

麥粒腫俗稱「針眼」，為細菌感染所致。初期眼瞼緣有局限性的紅腫、疼痛，出現硬結。數天後，可自行潰破出膿，紅腫消退。

治療麥粒腫，常用以下茶方：

方1 菊花茶

〔適用〕適於麥粒腫患者飲、洗用。

〔配方〕菊花9克。

〔用法〕將上藥放入砂鍋內，加水500毫升，煎沸20分鐘，取汁代茶飲用；再加水500毫升煎第2煎，取汁，外洗患眼。每日2劑，連飲、洗3～10日痊癒。

〔功效〕疏散風熱，清肝明目。

方2 飛揚草茶

〔適用〕適於治療麥粒腫。

〔配方〕飛揚草30克。

〔用法〕將飛揚草放入茶杯，沖入沸水，加蓋悶泡15分鐘，取汁代茶飲用。每日1劑，可頻頻沖泡飲服。連服3～7日痊癒。

〔功效〕清熱利濕，消腫解毒，止癢。

□神奇藥茶療法 下篇茶方

三、角膜潰瘍

角膜潰瘍是角膜上皮破損和細菌感染所致。初起時，自覺視力減退、疼痛、流淚、怕光，角膜上呈點狀或塊狀的灰白色浸潤。數日後，浸潤的淺層壞死脫落而成灰白色潰瘍。潰瘍深者，癒合後角膜上殘留瘢痕。

治療角膜潰瘍，常用以下茶方：

方1 決明龍膽茶

〔適用〕適於角膜潰瘍者飲用。

〔配方〕草決明 15 克，龍膽草 9 克，菊花 9 克。

〔用法〕將上藥放入茶杯，沖入沸水，加蓋悶泡 20 分鐘，代茶飲用。每日 1 劑，可頻頻沖泡飲服。連服 6～15 日痊癒。

〔功效〕清肝，明目，清熱，解毒。

方2 石膏玄參茶

〔適用〕適於角膜潰瘍者飲用。

〔配方〕生石膏 15 克，玄參、黃柏、龍膽草各 9 克，黃連、防風、荊芥各 6 克，甘草 3 克。

〔用法〕將上藥放入砂鍋，加水 1500 毫升，煎沸 15 分鐘，取汁代茶飲用。每日 1 劑，分 2 次飲服。連服 6～15 日痊癒。

〔**功效**〕清熱瀉火、消炎止痛。

四、視力減退

視力減退包括近視眼、夜盲症等。是指視力逐漸下降的症狀。

治療視力減退，常用以下茶方：

方1 ㊉㊉㊉

〔**適用**〕適於視力衰退、夜盲及青少年近視眼患者飲用。

〔**配方**〕枸杞子、白菊花各 10 克，優質綠茶葉 3 克。

〔**用法**〕將上藥放入茶杯，沖入沸水，加蓋悶泡15分鐘。每日 1 劑，分數次飲服。連服 15～30 日見效。

〔**功效**〕養肝滋腎，疏風明目。

方2 ㊉㊉㊉

〔**適用**〕適於視力減退、老年性羞明、夜盲眼患者飲用。

〔**配方**〕枸杞 20 克。

〔**用法**〕將上藥放入茶杯，沖入沸水，加蓋悶泡20 分鐘，代茶飲用。每日 1 劑，頻頻沖泡飲服，連服15～30 日見效。

〔功效〕養肝明目，補腎益精。

五、化膿性中耳炎

化膿性中耳炎俗稱「耳底子」，是由化膿性細菌侵入中耳所致。有急性、慢性兩種。急性者，初起時耳痛，耳內流膿，並伴有全身不適及發冷、發燒、頭痛等症。慢性者是急性中耳炎長期不癒所致，腫痛不很重，經常或間歇性流膿，日久則聽力減退。

治療化膿性中耳炎，常用以下茶方：

方1 黃柏蒼耳茶

〔適用〕適於中耳炎患者飲用。

〔配方〕黃柏9克，蒼耳子10克，綠茶3克。

〔用法〕將上藥共研成粗末，放入茶杯，沖入沸水，加蓋悶泡20分鐘，代茶飲用。每日1劑，可頻頻沖泡飲服。連服7～25日痊癒。

〔功效〕清熱化濕，排膿解毒，通耳竅。

方2 丹參川芎茶

〔適用〕適於卡他性、霉菌性慢性中耳炎患者飲用。

〔配方〕丹參、川芎、丹皮各5克，九節、菖蒲、茶葉各3克。

〔**用法**〕將上藥放入茶杯，沖入沸水，加蓋悶泡20分鐘，代茶飲用。每日1劑，可頻頻沖泡飲服。連服7～20日痊癒。

〔**功效**〕活血涼血，袪風益耳。

六、鼻出血

鼻出血絕大部分是由於鼻中隔前下區黏膜處小血管破裂而引起的。常見的原因是鼻部外傷、炎症。此外，鼻部腫瘤、瘜肉及全身性的疾病，如血液病、高血壓病、動脈硬化、肝硬化、急性傳染病、代償性月經等，也常引起鼻出血。如經常反覆發生，最好進行詳細檢查，找出病因進行治療。

若原因不明者或鼻中隔前下區黏膜處小血管破裂而引起的鼻出血，常用以下茶方治療。

方1 ㊤㊦㊅ 生地茶

〔**適用**〕適於鼻出血者飲用。

〔**配方**〕鮮生地60克。

〔**用法**〕將上藥放入砂鍋內，加水1500毫升，煎沸15分鐘，取汁倒入茶杯內，代茶飲用。每日1劑，分2次飲服。連服3～7日痊癒。

〔**功效**〕清熱涼血，養陰生津。

方2　㊉㊉㊉　**茅根茶**

〔適用〕適於治療鼻出血。

〔配方〕白茅根 12 克。

〔用法〕將上藥放入砂鍋，加水 500 毫升，煎沸 15 分鐘，取汁倒入茶杯，代茶飲用。每日 1 劑，分 2 次飲服。連服 7～15 日痊癒。

〔功效〕涼血止血，清熱利尿。

七、慢性鼻炎

慢性鼻炎多由急性鼻炎反覆發作所致。有間歇的鼻子不通氣，夜間加重，側臥時，下部鼻腔容易阻塞；流大量黏稠或膿性鼻涕，常倒流入口內。多有或輕或重的嗅覺不靈敏，常感頭痛、頭昏。

治療慢性鼻炎，常用以下茶方：

方1　㊉㊉㊉㊉㊉　**麻黃辛夷茶**

〔適用〕適於慢性鼻炎患者飲用。

〔配方〕麻黃、辛夷各 9 克。

〔用法〕將上藥共研粗末，放入茶杯，沖入沸水，加蓋悶泡 20 分鐘，代茶飲用。每日 1 劑，可頻頻沖泡飲服，連服 15～25 日痊癒。

〔功效〕散風寒，通鼻竅。

方2 蒺藜茶

〔**適用**〕適於治療慢性鼻炎。

〔**配方**〕蒺藜 30 克。

〔**用法**〕將上藥研成粗末，放入茶杯，沖入沸水，加蓋悶泡 20 分鐘，代茶飲用。每日 1 劑，可頻頻飲服，連服 15～25 日痊癒。

〔**功效**〕散風行血，消炎通鼻。

八、鼻竇炎

鼻竇炎有急、慢性之分。急性鼻竇炎以鼻塞、流膿涕、頭脹或頭痛為特徵，全身症狀有發熱、畏寒、食慾不振、周身不適等。多為鏈球菌、葡萄球菌、肺炎球菌和流感桿菌所致；慢性鼻竇炎，多由急性鼻竇炎未及時治療所致。主要表現為鼻塞，一側或兩側鼻腔有膿性分泌物，並伴有腥臭味，頭暈、頭痛，嗅覺減退，思想不集中及記憶力減退等症狀。

治療鼻竇炎，常用以下茶方：

方1 蒼耳子茶

〔**適用**〕適於治療鼻炎、鼻竇炎等。

〔**配方**〕蒼耳子 10 克，辛夷 6 克，白芷 6 克，薄荷 4.5 克，茶葉 2 克。

〔**用法**〕將上藥放入大茶缸內，沖入沸水，加蓋悶

泡 20 分鐘，代茶飲用。每日 1 劑，不拘時頻頻飲服。
連服 15〜25 日痊癒。

〔功效〕發汗通竅，散風祛濕。

方2 ㊛㊗㊤㊧

〔適用〕適於治療鼻竇炎、過敏性鼻炎等。

〔配方〕辛夷花 2 克，蘇葉 6 克。

〔用法〕將上藥放入茶杯，沖入沸水，加蓋悶泡15
分鐘，代茶飲用。每日 1 劑，可頻頻沖泡飲用。連服
15〜25 日痊癒。

〔功效〕散風寒，通鼻竅。

九、口腔潰瘍

本病是以口腔無角化黏膜發生淺層潰瘍為主的非特
異性炎症，是口腔科的常見病之一。本病的成因目前不
十分清楚，多數學者認為是一種與精神緊張、內分泌障
礙、胃腸功能紊亂，細菌病毒感染等因素有關的自身免
疫性疾病。本病初期口腔黏膜充血水腫，繼而發生水
疱，破潰後形成潰瘍。

潰瘍表面有纖維素性滲出物覆蓋，病變周圍有炎症
反應。最後潰瘍面有肉芽組織修復，潰瘍底逐漸平坦，
面積縮小，黏膜充血減輕，炎症消退。本病屬於中醫學
的「口瘡」「口瘍」「口糜」等病症範疇。

治療口腔潰瘍，常用以下茶方：

方1 竹葉茶

〔適用〕適於口舌生瘡患者飲服。

〔配方〕淡竹葉 15 克。

〔用法〕將竹葉放入茶杯，沖入沸水，加蓋悶泡15分鐘，代茶飲用。每日 1 劑，頻頻沖泡飲服。連服 7～15 日痊癒。

〔功效〕清熱，除煩，利尿。

方2 石榴含漱茶

〔適用〕適於口腔炎、扁桃體炎、口瘡患者飲服。

〔配方〕鮮石榴 2 個。

〔用法〕將石榴剝開取籽，搗碎，以開水浸泡，待冷涼後過濾。用濾液含漱。每日 3～6 次，每次含漱 5分鐘。連含 3～10 日痊癒。

〔功效〕消炎，殺菌，消腫。

方3 蘿蔔汁漱口茶

〔適用〕適於口舌生瘡、滿口糜爛等患者用。

〔配方〕蘿蔔 1000 克。

〔用法〕將蘿蔔洗淨，切碎搗爛取汁，以汁漱口，每日 3～6 次。連漱 3～10 日痊癒。

〔功效〕散瘀血，消積滯，除熱毒。

十、牙周炎

牙周炎是牙組織的一種常見病。其表現為牙齦出血，水腫，甚至牙齒周圍有少量膿液溢出及牙痛等。

治療牙周炎，常用以下茶方：

方1 芝麻稈漱口茶

〔適用〕適於牙周炎患者漱口用。

〔配方〕芝麻稈 30 克。

〔用法〕將芝麻稈切碎，放入砂鍋內，加水 500 毫升，煎沸 25 分鐘，取汁漱口，每日漱 3～6 次。連漱 3～10 日痊癒。

〔功效〕清熱，解毒。

方2 芭蕉茶

〔適用〕適於風火牙痛、牙床腐爛等患者飲用。

〔配方〕芭蕉根 50 克。

〔用法〕上藥研成粗末，放入茶杯，沖入沸水，加蓋浸泡 20 分鐘。每日 1 劑，可頻頻沖泡飲服。連飲 3～10 日痊癒。

十一、咽 炎

咽炎有急慢性之分。急性咽炎是咽黏膜下組織及淋巴組織的急性炎症。本病是由病毒與細菌感染所致。會有咽黏膜充血腫脹增厚，黏膜下血管及黏液腺周圍有白細胞及淋巴細胞浸潤，黏液腺分泌增加，使黏膜表面覆有一層稠厚黏液性分泌物。淋巴濾泡腫大，重者會突出咽壁表面，如化膿，則出現黃白色點狀滲出物。慢性咽炎多為急性咽炎逐漸轉變而成。患者有各種各樣的咽部不適，如乾燥、灼熱、隱痛、發癢和異物阻塞感等。咽部慢性充血，咽後壁淋巴濾泡增生等症狀。

治療咽炎，常用以下茶方：

方1 澎大海茶

〔適用〕適於咽痛、乾咳無痰、音啞的患者飲用。

〔配方〕澎大海3枚，蜂蜜15克。

〔用法〕將澎大海放入茶杯，加入蜂蜜，沖入開水，加蓋悶泡10分鐘，待溫攪勻。代茶飲用。每日1劑，可頻頻沖泡飲服。連服3～6日痊癒。

〔功效〕清熱潤肺，利咽解毒。

方2 掛金燈茶

〔適用〕適於咽炎患者飲用。

〔配方〕掛金燈 9 克，山豆根 9 克，馬勃 9 克。

〔用法〕將上藥放入茶杯，沖入沸水，加蓋悶泡 15 分鐘，代茶飲用。每日 1 劑，可頻頻沖泡飲服，連服 7～15 日痊癒。

〔功效〕清熱解毒，利咽消腫。

方3 麥冬桔梗茶

〔適用〕適於治療急性咽炎。

〔配方〕麥冬 9 克，桔梗 9 克，山豆根 12 克。

〔用法〕將上藥放入茶杯，沖入沸水，加蓋悶泡 15 分鐘，代茶飲用。每日 1 劑，可頻頻沖泡飲服，連服 7～15 日痊癒。

〔功效〕清熱解毒，利咽消腫，祛痰排膿。

方4 薄荷牛蒡子茶

〔適用〕適於急、慢性咽炎患者飲用。

〔配方〕薄荷 4.5 克，牛蒡子 9 克，甘草 3 克。

〔用法〕將上藥放入茶杯，沖入沸水，加蓋悶泡 15 分鐘，代茶飲用。每日 1 劑，可頻頻沖泡服用，連用 7～15 日痊癒。

〔功效〕發散風熱，利咽解毒。

方5 西青果茶

〔適用〕適於慢性咽炎患者飲用。

〔配方〕西青果6枚。

〔用法〕上藥搗碎，放入茶杯，沖入沸水，加蓋悶泡15分鐘，代茶飲用。每日1劑，可頻頻沖泡飲服，連服7～15日痊癒。

〔功效〕清熱生津，利咽解毒。

方6 橄欖茶

〔適用〕適於慢性咽炎患者飲用。

〔配方〕橄欖5～6枚，冰糖適量。

〔用法〕將橄欖放入杯中，加入冰糖，沖入沸水，加蓋悶泡20分鐘，代茶飲用。每日1劑，可頻頻沖泡飲用，連飲7～15日痊癒。

〔功效〕清肺，利咽，生津，解毒。

十二、喉　炎

　　喉炎有急慢性之分。急性喉炎是喉黏膜的急性炎症。本病初起為病毒感染，以後細菌乘虛侵入而繼發細菌感染。表現為黏膜充血，黏膜下有多形核白細胞浸潤；重者滲出液積聚形成水腫，黏膜表面附有黏稠狀分泌物，並可結成假膜。慢性喉炎常為急性喉炎未治癒，遷延而成。是喉黏膜的慢性非特異性炎症，是造成聲音

嘶啞的主要原因。主要表現為嘶啞與喉部不適。

治療喉炎，常用以下茶方：

方1 ㊀㊁㊂㊃

〔適用〕適於喉炎患者飲用。

〔配方〕夏枯草 6 克。

〔用法〕將上藥放入茶杯，沖入沸水，加蓋悶泡15分鐘，代茶飲用。每日 1 劑，可頻頻沖泡飲服，連飲7～15 日痊癒。

〔功效〕散鬱結，潤喉。

方2 ㊀㊁㊂㊃

〔適用〕適於痰火喉痛患者飲用。

〔配方〕羅漢果 15 克，綠茶 1 克。

〔用法〕將羅漢果切碎，與茶葉同放入茶杯，沖入沸水，加蓋悶泡 15 分鐘，代茶飲用。每日 1 劑，可頻頻沖泡飲服，連服 7～15 日痊癒。

〔功效〕清熱化痰，潤喉止渴。

方3 ㊀㊁㊂

〔適用〕適於喉炎患者服用。

〔配方〕王不留行 30 克，蒲公英 30 克。

〔用法〕將上藥放入盛有沸水的保溫瓶內，浸泡15

分鐘，倒入茶杯，待溫後代茶飲用。每日 1 劑，分數次飲服，連服 7～15 日痊癒。

〔**功效**〕清熱解毒，活血潤喉。

方4 ⓐ荷杏仁茶

〔**適用**〕適於喉炎患者飲服。

〔**配方**〕薄荷 6 克，炒杏仁 9 克，桔梗 6 克，澎大海 6 克。

〔**用法**〕將上藥放入茶杯，沖入沸水，加蓋悶泡15分鐘，代茶飲用。每日 1 劑，頻頻飲用，連飲 7～15 日痊癒。

〔**功效**〕止咳平喘，利咽潤喉，清熱解毒。

十三、啞 嗓

啞嗓是指因感冒而引起的聲音嘶啞、咽痛之症。治療啞嗓，常用以下茶方：

方1 蘿蔔皂角茶

〔**適用**〕適於啞嗓患者飲服。

〔**配方**〕白蘿蔔 3 個，皂角 1 個。

〔**用法**〕將蘿蔔洗淨切片，皂角去皮去子，放入砂鍋內，加水 500 毫升，煎沸 15 分鐘，取汁代茶飲。每日 1 劑，分 2 次飲服，連飲 3～9 日痊癒。

〔功效〕祛風痰，抗菌毒。

方2　利咽茶

〔適用〕適於聲音嘶啞、咽喉腫痛的患者飲用。

〔配方〕麥冬、沙參、玄參、桔梗各 12 克，澎大海 10 克，甘草、木蝴蝶各 3 克。

〔用法〕將上藥放入大茶缸內，沖入沸水，加蓋悶泡 15 分鐘，代茶飲用。每日 1 劑，分數次飲服，連服 3～10 日痊癒。

〔功效〕滋陰清熱、潤肺利咽。

方3　大海生地茶

〔適用〕適於聲音嘶啞患者飲用。

〔配方〕澎大海、生地各 12 克，冰糖 30 克。

〔用法〕將上藥放入茶杯內，沖入沸水，加蓋悶泡 15 分鐘，代茶飲用。每日 1 劑，可頻頻沖服，連服 3～10 日痊癒。

〔功效〕開宣肺氣，滋陰涼血。

方4　訶子麥冬茶

〔適用〕適於肺熱陰虛所致的失音患者飲用。

〔配方〕訶子 3 克，麥冬 6 克，木蝴蝶 2 克，澎大海 2 枚。

□神奇藥茶療法　下篇茶方

〔**用法**〕將上藥放入茶杯，沖入沸水，加蓋悶泡15分鐘，代茶飲用。每日 1 劑，可頻頻沖泡飲服，連服3～10 日痊癒。

〔**功效**〕養陰清肺，生津開音。

十四、扁桃體炎

扁桃體炎中醫學稱為「乳蛾」，是以扁桃體為主的咽部炎症。有急性、慢性兩種。急性扁桃體炎起病較急，患者怕冷發熱，全身酸痛，咽部疼痛，不敢咽東西，痛時牽連耳部。檢查時，可見兩側扁桃體腫大，前後腭弓，軟腭；懸雍垂充血水腫，扁桃體上有散在膿點；或融合成片。小兒體溫較高，有時伴有嘔吐或腹瀉。慣性扁桃體炎患者常感咽部不適，或有異物感，有低燒和輕度頭痛。扁桃體及前後腭弓發紅，有的扁桃體上也佈有小白點。

治療扁桃體炎，常用以下茶方：

方1 ⓐ菜根茶

〔**適用**〕適於急性扁桃體炎患者飲用。

〔**配方**〕白菜根 1 個，白蘿蔔 3 片，側柏葉（帶枝如手掌大）1 塊。

〔**用法**〕將上藥放入砂鍋，加水 750 毫升，煎沸20分鐘，取汁代茶飲用。每日 1 劑，分 2 次飲服，連飲

3～10 日痊癒。

〔功效〕祛痰熱，解毒涼血，止咳止血。

方2 山豆根甘草茶

〔適用〕適於慢性扁桃體炎患者飲服。

〔配方〕山豆根 12 克，甘草 12 克。

〔用法〕將上藥共研粗末，放入茶杯，沖入沸水，加蓋悶泡 20 分鐘，代茶飲用。每日 1 劑，可頻頻沖泡，連飲 3～15 日痊癒。

〔功效〕清熱解毒，利咽消腫，潤肺止咳。

第六節　養生保健茶方

一、補益茶

補益茶是以補人體氣、血、陰、陽之不足、增強機體功能、提高機體抗病能力為主要作用的茶。此茶根據其補益人體氣血陰陽之不同，可分為補氣茶、補血茶、滋陰茶、壯陽茶等。分別用於氣虛、血虛、陰虛、陽虛者飲用。現將補益茶方介紹如下：

方1 人參茶

〔適用〕適於氣虛尤其久病初癒、脾肺不足、食慾

不振、動則氣喘、自汗乏力者飲用。

〔配方〕白人參9克。

〔用法〕將人參洗淨切片，放入茶杯，沖入沸水，加蓋悶泡，代茶飲用。每日1劑，可頻頻沖泡飲服，連服7～14日為1療程。

〔功效〕補益元氣，補脾益肺，生津固脫，安神益智，健身強體。

〔禁忌〕忌同食蘿蔔、茶葉；陰虛火旺者忌服。

方2　人參蜜茶

〔適用〕適於神疲乏力、氣短自汗、頭昏健忘、氣虛者飲用。

〔配方〕人參9克，蜂蜜60克。

〔用法〕將人參研為細末，放入茶杯，沖入沸水，加蓋悶泡5分鐘後，加入蜂蜜攪勻，代茶飲用。每日1劑。

〔功效〕大補元氣。增強機體抗病能力，改善消化吸收功能，促成蛋白質合成，強壯身體。

〔禁忌〕忌食蘿蔔、茶葉。陰虛火旺者忌飲。

方3　黃芪棗茶

〔適用〕適於氣虛、疲乏無力、氣短汗出等症者飲用。

□神奇藥茶療法　下篇茶方

〔配方〕黃芪60 克，大棗 30 克。

〔用法〕將上藥放入茶杯，沖入沸水，加蓋悶泡15
分鐘，代茶飲用。每日 1 劑，頻頻沖泡飲服，連服 15
日為 1 療程。

〔功效〕補氣升陽，固表止汗，健脾養血。可使身
體強壯。

方4 參麥茶

〔適用〕適於氣血不足，尤其是病後虧虛、倦怠乏
力、自汗不已者飲服。

〔配方〕太子參 9 克，浮小麥 15 克。

〔用法〕將上 2 味藥，放入盛有沸水的保溫瓶內，
浸泡 15 分鐘後，代茶飲用。每日 1 劑頻頻飲用。

〔功效〕益氣斂汗，健身壯體。

方5 何首烏茶

〔適用〕適於陰血虧虛、身體虛弱、面色萎黃、鬚
髮早白、筋骨不健、失眠者飲用。

〔配方〕何首烏 6 克。

〔用法〕將何首烏切成薄片，放入茶杯，沸水沖
泡，代茶飲用。每日 1 劑，可頻頻沖泡飲服。

〔功效〕補肝，益腎，養血，祛風，對老年體弱者
有一定的滋補作用。

方6 龍眼茶

〔適用〕適於體弱血虛、神經衰弱、健忘失眠者飲用。

〔配方〕龍眼肉 5 枚。

〔用法〕將上藥放入碗中，隔水蒸熟取出放入茶杯內，沖入沸水，加蓋浸泡 5 分鐘，代茶飲用。每日 1 劑，可頻頻沖泡飲服。

〔功效〕益心脾，補氣血，安神健體。

方7 紅棗糖茶

〔適用〕適於久病體虛、貧血及維生素缺乏者飲用。

〔配方〕紅棗 10 枚，茶葉 3 克，白糖適量。

〔用法〕將紅棗、茶葉放入砂鍋，加水 500 毫升，煎沸 15 分鐘，再將茶葉用沸水沖泡 5 分鐘，棗汁、茶汁共倒入杯內，攪勻代茶飲用。每日 1 劑，分數次飲服。

〔功效〕補精，養血，健脾，和胃。

方8 當歸熟地茶

〔適用〕適於陰血虧虛、身體虛弱、面色萎黃者飲用。

〔配方〕當歸 10 克，熟地 10 克，大棗 30 克。

〔用法〕將上藥放入盛有沸水的保溫瓶內，浸泡20分鐘後，取汁代茶飲用。每日1劑，可頻頻飲用。

〔功效〕養血，補血，健身益壽。

方9 枸杞茶

〔適用〕適於陰虛、精血不足、頭暈耳鳴、心悸失眠、遺精者飲服。

〔配方〕枸杞子15克，五味子6克。

〔用法〕將上藥放入茶杯，沖入沸水，加蓋悶泡15分鐘，代茶飲用。每日1劑，頻頻沖泡飲用。

〔功效〕滋陰補腎，明目潤肺，寧心安神。

方10 黃精枸杞茶

〔適用〕適於腎虛精虧所致腰膝酸軟、頭暈耳鳴、鬚髮早白者飲用。

〔配方〕黃精15克，枸杞子10克。

〔用法〕將黃精研成粗末，與枸杞子同放入茶杯，沖入沸水，加蓋悶泡15分鐘；代茶飲用。每日1劑，頻頻飲服。

〔功效〕補腎益精。

方11 參斛茶

〔適用〕適於胃陰不足、氣短乏力、頭暈心悸者飲

用。

〔配方〕太子參 15 克，石斛 10 克。

〔用法〕將上藥共為細末，放入茶杯，沖入沸水，加蓋悶泡 10 分鐘後，代茶飲用。每日 1 劑。

〔功效〕益氣養陰，清熱生津。

方 12 黨參麥冬茶

〔適用〕適於氣陰不足、精神不振、氣短口渴者飲用。

〔配方〕黨參 20 克，麥冬 10 克，五味子 6 克。

〔用法〕將上藥共研粗末，放入茶杯，沖入沸水，加蓋悶泡 20 分鐘，代茶飲用。每日 1 劑，可頻頻沖泡飲服。

〔功效〕益氣養陰，生津健脾。

方 13 二參茶

〔適用〕適於津液虧虛所致口乾舌燥者飲用。

〔配方〕西洋參 3 克，沙參 10 克。

〔用法〕將上藥研成細末，放入茶杯，沖入沸水，加蓋悶泡 15 分鐘，代茶飲用。每日 1 劑。

〔功效〕養陰，生津。

方14 參梅茶

〔適用〕適於口渴自汗、氣短乏力者飲用。

〔配方〕人參2克，烏梅6克。

〔用法〕上藥放入茶杯，沖入沸水，加蓋悶泡15分鐘，代茶飲用。每日1劑，頻頻沖泡飲服。

〔功效〕補虛強身，生津止渴。

方15 巴戟茶

〔適於〕適於腎陽不足、陽痿、女子宮冷者飲用。

〔配方〕巴戟天12克。

〔用法〕將上藥放入茶杯，沖入沸水，加蓋悶泡20分鐘，代茶飲用。每日1劑，頻頻飲服。

〔功效〕補腎助陽，祛風除濕。

方16 淫羊藿茶

〔適用〕適於腎虛陽痿、腰膝無力、筋骨酸痛者飲用。

〔配方〕淫羊藿15克。

〔用法〕將上藥放入茶杯，沖入沸水，加蓋悶泡15分鐘，代茶飲用。每日1劑，頻頻沖泡飲服。

〔功效〕補腎壯陽。

方 17　益智仁茶

〔適用〕適於遺精、遺尿者飲用。

〔配方〕益智仁6克。

〔用法〕將上藥研成細末，放入茶杯，沖入開水，加蓋悶泡5分鐘，代茶飲用。每日1劑。

〔功效〕暖腎固精。

方 18　菟絲子糖茶

〔適用〕適於遺精、神經衰弱者飲服。

〔配方〕菟絲子10克，紅糖適量。

〔用法〕將上藥搗爛，放入茶杯，沖入沸水，加入紅糖，攪勻待溫後代茶飲用。每日1劑。

〔功效〕補腎，固精。

二、益壽茶

益壽茶是指用以祛病強身、抗衰防老、延年益壽的茶方。常用益壽茶方如下：

方 1　抗衰奶茶

〔適用〕適於脾胃虛弱、消化不良者飲用。

〔配方〕茯苓粉10克，牛奶200毫升。

〔用法〕將茯苓粉放入茶杯內，用少量涼開水化開，再將牛奶煮沸，沖入杯內。每日早晨空腹服用。

〔**功效**〕健脾寧心，滋補強身，延緩衰老。

方2 延年益壽茶

〔**適用**〕適於肝腎不足、鬚髮早白、血虛頭暈、腰膝酸軟者飲用。

〔**配方**〕何首烏 50 克，大棗 30 克，冰糖適量。

〔**用法**〕將前 2 味藥研成細末備用。用時將冰糖放入杯內，沖入開水，使糖溶化開，再取藥末 10 克放入杯內，攪勻，代茶飲用。每日 1 次。

〔**功效**〕補肝益腎，益氣養血。

方3 返老還童茶

〔**適用**〕適於肝腎陰虛、頭暈目眩、毛髮早白、肥胖、高血壓、高脂血、動脈硬化者飲用。

〔**配方**〕何首烏 30 克，槐角 18 克，山楂肉 15 克，優質茶葉 3 克。

〔**用法**〕將前 3 味藥放入砂鍋內，加水 750 毫升，煎沸 20 分鐘，取汁倒入茶杯內，沖泡茶葉，加蓋悶泡 5 分鐘，代茶飲用。每日 1 劑。

〔**功效**〕滋補肝腎，潤鬚烏髮，消脂減肥，延年益壽。

方4 養生茶

〔適用〕適於老年人昏暈、中年人健忘者飲用。

〔配方〕靈芝10克，刺五加8克，淫羊藿6克。

〔用法〕將上藥放入茶杯內，沖入沸水，加蓋悶泡10分鐘，代茶飲用。每日1劑。

〔功效〕壯筋骨，強心力，防病治病，養生健體，延年益壽。

方5 保健茶

〔適用〕適於肺腎陰虛兼有瘀血症及高血脂、血液黏度增高者飲用。

〔配方〕北沙參、丹參、何首烏各15克，白糖適量。

〔用法〕將前3味藥放入沙鍋，加水1000毫升，煎沸15分鐘，取汁倒入茶杯，加入白糖，攪勻待溫，代茶飲用。每日1劑，分2次飲服。

〔功效〕補腎養胃，生津填精，治血通脈，抗老祛病，保健養生。

三、美容茶

美容茶是指消斑祛皺、潤肌潔面、養容養顏、生髮黑髮的茶方。其常用養容茶方如下：

方1　潤肌澤膚珍珠茶

〔適用〕適於面部皮膚衰老者飲用。

〔配方〕珍珠 2 克，茶葉 3 克。

〔用法〕將珍珠研磨成細末，與茶葉同放入茶杯內，沖入沸水，加蓋悶泡 10 分鐘，代茶飲。每隔 10 天服 1 次。

〔功效〕潤肌澤膚，保青春，美容顏。

方2　潤肌養顏生地茶

〔適用〕適於皮膚粗糙衰老、瘙癢者飲用。

〔配方〕生地 12 克，山楂 15 克，白糖適量。

〔用法〕將前 2 味藥切碎搗爛，放入茶杯內，沖入沸水，加蓋悶泡 15 分鐘，再加入白糖攪勻，代茶飲用。每日 1 劑，可頻頻沖服。

〔功效〕清熱涼血，營養肌膚。

方3 青果美容茶

〔適用〕用於美顏、皮膚保健，適於陰虛、枯瘦、肌膚無澤者飲用。

〔配方〕青果 6 克，龍眼肉 5 克，枸杞子 6 克，冰糖適量。

〔用法〕將前 3 味藥洗淨放入茶杯，再加入冰糖，沖入沸水，加蓋悶泡 15 分鐘，代茶飲用。每日 1 劑，可頻頻沖泡飲服。

〔功效〕養血滋陰，補虛損，長肌肉，養顏色。常飲可使氣血充沛，容顏紅潤，精神飽滿，美顏常駐不衰。

方4 當歸祛斑潔面茶

〔適用〕適於面部黃褐斑者飲用。

〔配方〕當歸 9 克，山楂 12 克，白鮮皮 6 克，白蒺藜 6 克。

〔用法〕將上藥放入茶杯，沖入沸水，加蓋悶泡 15 分鐘，代茶飲用。每日 1 劑，可頻頻沖泡飲服。

〔功效〕養血調肝，散鬱祛瘀，祛斑潔面。

方5 烏髮茶

〔適用〕適於白髮者飲用。

〔配方〕何首烏 15 克，生地 30 克，白酒適量。

〔用法〕將前 2 味藥用白酒洗淨，切成薄片，放入茶杯，沖入沸水，加蓋悶泡 15 分鐘，代茶飲。3～6 日飲服 1 劑，連服 4 個月為 1 療程。

〔功效〕補肝腎，益氣血，黑鬚髮，悅顏色。

四、減肥茶

肥胖是由人體脂肪積聚過多所致。當進食熱量超過人體消耗量時，多餘的熱量主要轉化為脂肪，儲存於體內，使體重超過正常體重 20%者，稱為肥胖。

治療肥胖，常用以下茶方：

方1 消肥健身茶

〔適用〕適於脾虛濕盛之單純性肥胖者飲用。

〔配方〕三七 6 克，山茶花 6 克，野檳榔 12 克，茶葉 3 克。

〔用法〕將上藥研成粗末，裝入布袋內，放入茶杯中，沖入開水，加蓋悶泡 5 分鐘，代茶飲用。每日 1 劑，頻頻沖服。

〔功效〕健脾和胃，消腫活血，促進脂肪代謝，降低血脂，舒通血脈，健身強體。

方2 通脈降脂茶

〔適用〕適於血脂偏高、肥胖者飲用。

〔配方〕荷葉 6 克，紫蘇葉 6 克，山楂 9 克，茶葉 3 克。

〔用法〕將上藥研成粗末，盛入布袋放入茶杯內，沖入沸水，加蓋悶泡 5 分鐘，代茶飲用。每日 1 劑，頻頻沖泡飲用。

〔功效〕降脂通脈，減肥健身。

方3 減肥健身茶

〔適用〕適於肥胖、口臭、便秘者飲用。

〔配方〕決明子 12 克，山楂 10 克，山藥 20 克，茶葉 3 克。

〔用法〕將上藥研成粗末盛入布袋，放入茶杯，沖入沸水，加蓋悶泡 5 分鐘，代茶飲用。每日 1 劑，頻頻沖泡飲服。

〔功效〕降脂減肥，消除口臭，清熱止癢，利尿通便。

方4 消脂益壽茶

〔適用〕適於減肥養生者飲用。

〔配方〕山楂 12 克，小豆花 6 克，茯苓 12 克，赤小豆 9 克，茶葉 3 克。

〔**用法**〕將上藥研成粗末裝入布袋，放入茶杯，沖入開水，加蓋悶泡 5 分鐘，代茶飲用。每日 1 劑，頻頻飲服。

〔**功效**〕消脂消食，增強體質，延年益壽，可保青春。

主要參考文獻

1. 《中藥學》中國中醫藥出版社
   1993 年 8 月第 1 版。
2. 《中藥大辭典》 上海科學技術出版社
   1986 年 6 月第 1 版。
3. 《東北常用中草藥手冊》 遼寧省新華書店
   1970 年 7 月第 2 版。
4. 《青草藥彩色圖譜》 福建科學技術出版社
   1996 年 1 月第 4 印。
5. 《中草藥驗方選集》 山東人民出版社
   1970 年 11 月第 1 版。
6. 《實習醫生手冊》 上海科學技術出版社
   1985 年 5 月第 1 版。
7. 《袖珍內科、外科、婦科、兒科手冊》河北科學技術
   出版社 1996 年 3 月第 1 版。
8. 《實用中成藥手冊》 人民軍醫出版社
   1996 年 10 月第 1 版。
9. 《中醫學基礎》 人民衛生出版社
   1993 年 9 月第 3 版。
10. 《藥茶治百病》 吉林科學技術出版社
    1993 年 1 月第 1 版。

大展出版社有限公司
品冠文化出版社

圖書目錄

地址：台北市北投區（石牌） 電話：(02)28236031
致遠一路二段 12 巷 1 號 28236033
郵撥：0166955～1 傳真：(02)28272069

·生活廣場· 品冠編號61

·女醫師系列· 品冠編號62

·傳統民俗療法· 品冠編號63

2. 神奇拍打療法	安在峰著	200 元
3. 神奇拔罐療法	安在峰著	200 元
4. 神奇艾灸療法	安在峰著	200 元
5. 神奇貼敷療法	安在峰著	200 元
6. 神奇薰洗療法	安在峰著	200 元
7. 神奇耳穴療法	安在峰著	200 元
8. 神奇指針療法	安在峰著	200 元
9. 神奇藥酒療法	安在峰著	200 元
10. 神奇藥茶療法	安在峰著	200 元

・彩色圖解保健・ 品冠編號 64

1. 瘦身	主婦之友社	300 元
2. 腰痛	主婦之友社	300 元
3. 肩膀痠痛	主婦之友社	300 元
4. 腰、膝、腳的疼痛	主婦之友社	300 元
5. 壓力、精神疲勞	主婦之友社	300 元
6. 眼睛疲勞、視力減退	主婦之友社	300 元

・心 想 事 成・ 品冠編號 65

1. 魔法愛情點心	結城莫拉著	120 元
2. 可愛手工飾品	結城莫拉著	120 元
3. 可愛打扮&髮型	結城莫拉著	120 元
4. 撲克牌算命	結城莫拉著	120 元

・法律專欄連載・ 大展編號 58

台大法學院 法律學系／策劃
法律服務社／編著

1. 別讓您的權利睡著了(1)	200 元
2. 別讓您的權利睡著了(2)	200 元

・武 術 特 輯・ 大展編號 10

1. 陳式太極拳入門	馮志強編著	180 元
2. 武式太極拳	郝少如編著	200 元
3. 練功十八法入門	蕭京凌編著	120 元
4. 教門長拳	蕭京凌編著	150 元
5. 跆拳道	蕭京凌編譯	180 元
6. 正傳合氣道	程曉鈴譯	200 元
7. 圖解雙節棍	陳銘遠著	150 元
8. 格鬥空手道	鄭旭旭編著	200 元

・原地太極拳系列・ 大展編號 11

・名師出高徒・ 大展編號 111

3. 劍術刀術入門與精進　　　　楊柏龍等著　　元
4. 棍術、槍術入門與精進　　　　邱丕相編著　　元
5. 南拳入門與精進　　　　　　　朱瑞琪編著　　元
6. 散手入門與精進　　　　　　　張　山等著　　元
7. 太極拳入門與精進　　　　　　李德印編著　　元
8. 太極推手入門與精進　　　　　田金龍編著　　元

・道 學 文 化・大展編號 12

1. 道在養生：道教長壽術　　　　郝　勤等著　250 元
2. 龍虎丹道：道教內丹術　　　　　郝　勤著　300 元
3. 天上人間：道教神仙譜系　　　黃德海著　250 元
4. 步罡踏斗：道教祭禮儀典　　　張澤洪著　250 元
5. 道醫窺秘：道教醫學康復術　　王慶餘等著　250 元
6. 勸善成仙：道教生命倫理　　　　李　剛著　250 元
7. 洞天福地：道教宮觀勝境　　　沙銘壽著　250 元
8. 青詞碧簫：道教文學藝術　　　楊光文等著　250 元
9. 沈博絕麗：道教格言精粹　　　朱耕發等著　250 元

・易 學 智 慧・大展編號 122

1. 易學與管理　　　　　　　　　余敦康主編　250 元
2. 易學與養生　　　　　　　　　劉長林等著　300 元
3. 易學與美學　　　　　　　　　劉綱紀等著　300 元
4. 易學與科技　　　　　　　　　董光壁著　　元
5. 易學與建築　　　　　　　　　韓增祿著　　元
6. 易學源流　　　　　　　　　　鄭萬耕著　　元
7. 易學的思維　　　　　　　　　傅雲龍等著　　元
8. 周易與易圖　　　　　　　　　李　申著　　元

・神 算 大 師・大展編號 123

1. 劉伯溫神算兵法　　　　　　　應　涵編著　280 元
2. 姜太公神算兵法　　　　　　　應　涵編著　　元
3. 鬼谷子神算兵法　　　　　　　應　涵編著　　元
4. 諸葛亮神算兵法　　　　　　　應　涵編著　　元

・秘傳占卜系列・大展編號 14

1. 手相術　　　　　　　　　　　淺野八郎著　180 元
2. 人相術　　　　　　　　　　　淺野八郎著　180 元
3. 西洋占星術　　　　　　　　　淺野八郎著　180 元
4. 中國神奇占卜　　　　　　　　淺野八郎著　150 元

・青 春 天 地・ 大展編號 17

95. 催眠健康法	蕭京凌編著	180 元
96. 鬱金（美王）治百病	水野修一著	180 元
97. 醫藥與生活㈢	鄭炳全著	200 元

・實用女性學講座・ 大展編號 19

1. 解讀女性內心世界	島田一男著	150 元
2. 塑造成熟的女性	島田一男著	150 元
3. 女性整體裝扮學	黃靜香編著	180 元
4. 女性應對禮儀	黃靜香編著	180 元
5. 女性婚前必修	小野十傳著	200 元
6. 徹底瞭解女人	田口二州著	180 元
7. 拆穿女性謊言 88 招	島田一男著	200 元
8. 解讀女人心	島田一男著	200 元
9. 俘獲女性絕招	志賀貢著	200 元
10. 愛情的壓力解套	中村理英子著	200 元
11. 妳是人見人愛的女孩	廖松濤編著	200 元

・校園系列・ 大展編號 20

1. 讀書集中術	多湖輝著	180 元
2. 應考的訣竅	多湖輝著	150 元
3. 輕鬆讀書贏得聯考	多湖輝著	180 元
4. 讀書記憶秘訣	多湖輝著	180 元
5. 視力恢復！超速讀術	江錦雲譯	180 元
6. 讀書 36 計	黃柏松編著	180 元
7. 驚人的速讀術	鐘文訓編著	170 元
8. 學生課業輔導良方	多湖輝著	180 元
9. 超速讀超記憶法	廖松濤編著	180 元
10. 速算解題技巧	宋釗宜編著	200 元
11. 看圖學英文	陳炳崑編著	200 元
12. 讓孩子最喜歡數學	沈永嘉譯	180 元
13. 催眠記憶術	林碧清譯	180 元
14. 催眠速讀術	林碧清譯	180 元
15. 數學式思考學習法	劉淑錦譯	200 元
16. 考試憑要領	劉孝暉著	180 元
17. 事半功倍讀書法	王毅希著	200 元
18. 超金榜題名術	陳蒼杰譯	200 元
19. 靈活記憶術	林耀慶編著	180 元
20. 數學增強要領	江修楨編著	180 元

·實用心理學講座· 大展編號 21

·超現實心理講座· 大展編號 22

·養 生 保 健· 大展編號 23

國家圖書館出版品預行編目資料

神奇藥茶療法／安在峰編著
　　——初版，——臺北市，品冠文化，2001〔民 90〕
　　面；21 公分，——（傳統民俗療法；10）
　　ISBN 957－468－107－6（平裝）
　　1.食物治療　2.茶　3.健康法
　　418.914　　　　　　　　　　　　　90017938

北京人民體育出版社授權中文繁體字版

神奇藥茶療法

ISBN 957－468－107－6

編 著 者／安　在　峰
責任編輯／秦　燕
發 行 人／蔡　孟　甫
出 版 者／品冠文化出版社
社　　　址／台北市北投區（石牌）致遠一路 2 段 12 巷 1 號
電　　　話／（02）28233123・28236031・28236033
傳　　　眞／（02）28272069
郵政劃撥／19346241
E－mail／dah-jaan @ms 9.tisnet.net.tw
承 印 者／國順文具印刷行
裝　　　訂／嶸興裝訂有限公司
排 版 者／弘益電腦排版有限公司
初版 1 刷／2001 年（民 90 年）12 月

定　價／200 元

品嘗好書　冠群可期　品嘗好書　冠群可期　品嘗好書　冠群可期
冠群可期　品嘗好書　冠群可期　品嘗好書　冠群可期　品嘗好
期　品嘗好書　冠群可期　品嘗好書　冠群可期　品嘗好書　冠群
好書　冠群可期　品嘗好書　冠群可期　品嘗好書　冠群可期　品
嘗好書　品嘗好書　冠群可期　品嘗好書　冠群可期　品嘗好書
品嘗好書　冠群可期　品嘗好書　冠群可期　品嘗好書　冠群可期
期　冠群可期　品嘗好書　冠群可期　品嘗好書　冠群可期　品嘗好
期　品嘗好書　冠群可期　品嘗好書　冠群可期　品嘗好書　冠群
好書　冠群可期　品嘗好書　冠群可期　品嘗好書　冠群可期　品
嘗好書　品嘗好書　冠群可期　品嘗好書　冠群可期　品嘗好書
品嘗好書　冠群可期　品嘗好書　冠群可期　品嘗好書　冠群可期
期　冠群可期　品嘗好書　冠群可期　品嘗好書　冠群可期　品嘗好
期　品嘗好書　冠群可期　品嘗好書　冠群可期　品嘗好書　冠群
好書　冠群可期　品嘗好書　冠群可期　品嘗好書　冠群可期　品
嘗好書　品嘗好書　冠群可期　品嘗好書　冠群可期　品嘗好書
品嘗好書　冠群可期　品嘗好書　冠群可期　品嘗好書　冠群可期
期　冠群可期　品嘗好書　冠群可期　品嘗好書　冠群可期　品嘗好
期　品嘗好書　冠群可期　品嘗好書　冠群可期　品嘗好書　冠群
好書　冠群可期　品嘗好書　冠群可期　品嘗好書　冠群可期　品
嘗好書　品嘗好書　冠群可期　品嘗好書　冠群可期　品嘗好書
品嘗好書　冠群可期　品嘗好書　冠群可期　品嘗好書　冠群可期
期　冠群可期　品嘗好書　冠群可期　品嘗好書　冠群可期　品嘗好
期　品嘗好書　冠群可期　品嘗好書　冠群可期　品嘗好書　冠群
好書　冠群可期　品嘗好書　冠群可期　品嘗好書　冠群可期　品
嘗好書　品嘗好書　冠群可期　品嘗好書　冠群可期　品嘗好書